Dr. Dietrich Volkmer

Zähne natürlich gesund erhalten

Sanfte Heilung durch biologische Zahnheilkunde

Ratgeber Ehrenwirth

Die Deutsche Bibliothek – CIP-Einheitsaufnahme

Volkmer, Dietrich:
Zähne natürlich gesund erhalten : sanfte Heilung durch biologische Zahnheilkunde /
Dietrich Volkmer. – München : Ehrenwirth, 1998
(Ratgeber Ehrenwirth)
ISBN 3-431-03534-5

ISBN 3-431-03534-5
© 1998 by Ehrenwirth Verlag GmbH, München
Umschlag: Konturwerk, Rainald Schwarz, München
Umschlagbild: The Image Bank, München
Satz: ew print & medien service gmbh, Würzburg
Druck: Schoder Druck, Gersthofen
Printed in Germany

Dr. Dietrich Volkmer
Zähne natürlich gesund erhalten

Inhalt

Vorwort 13

Warum ist Biologische Zahnheilkunde gerade heute so wichtig?. . . . 14

Zähne – Funktion und Aufgabe 16

Gesunde Zähne ein Leben lang – Realität oder Fiktion?. 19
Prophylaxe ist entscheidend!. 19
Fluor – ein umstrittenes Mineral 21
Volkskrankheit Karies 23
Kieferorthopädie – muß es unbedingt sein? 26

Amalgam – die toxische Zeitbombe?. 29
Amalgam und seine Bestandteile 29
Ist Amalgam tatsächlich so gefährlich? 30
Der Störsender im Kopf 33
Welche Symptome können ein Hinweis auf eine Amalgambelastung sein? 34
Wie kann eine Amalgambelastung getestet werden? 35
Verhaltensmaßregeln bei Amalgam im Mund 38
Was ist beim Entfernen des Amalgams zu beachten? 38
Alternativen zum Amalgam 40
Ist eine Entgiftung notwendig?. 42
Besteht ein Zusammenhang zwischen Amalgam und Tinnitus? 45
Klärende Worte: Amalgam – für alles und jedes verantwortlich? 47
Was sagt die Krankenkasse oder Versicherung zum Thema
Amalgamentfernung? 47

Zahnfleisch und Kieferknochen 49
Gesundes Zahnfleisch – wie sollte es beschaffen sein?. 49
Wenn das Zahnfleisch blutet 49
Parodontose – unvermeidbares Schicksal? 51
Muß es immer eine Parodontoseoperation sein? 52

Gold im Mund – Patient gesund? 54
Warum müssen Kronen und Brücken überhaupt sein? 54

Bevor der Zahnarzt mit der Behandlung beginnt: Wie steht es mit den
Kosten?.. 55
Welche Materialien kommen in den Mund?.......................... 56
Je schneller der Bohrer, desto größer der Schaden 57
Chronische Pulpitis – Dauerstreß für den Körper 59
Kronen – Kosmetik oder Notwendigkeit?........................... 61

Der tote Zahn – ist er an allem schuld?........................ 62
Was ist eine Wurzel- oder Nervbehandlung?........................ 62
Können tote Zähne Rheuma, Gicht und Arthrose hervorrufen?.......... 63
Was ist eigentlich ein Störfeld?................................... 65
Die häufigsten Störfelder im Körper............................... 67
Zähne und der Rest des Körpers (Resonanzketten).................... 67
Erhalt eines Zahns um jeden Preis?................................ 69

Chronische Kieferostitis (Restostitis).......................... 71
Entstehung und Vorgeschichte..................................... 71
Ermitteln einer chronischen Kieferostitis 72
Welche Behandlung ist erforderlich?................................ 72

Das Lymphsystem: seine Bedeutung in der Biologischen
Zahnheilkunde 76

Implantate – eine gründliche Abklärung ist vorher notwendig...... 79
Was sind Implantate?.. 79
Muß es unbedingt ein Implantat sein? 80
Eine wichtige Frage: Warum fehlen die Zähne, die künstlich
ersetzt werden sollen?.. 80
Wie steht es um Ihre Gesamtgesundheit?........................... 81

Prothesen – meist unerwünscht, aber trotzdem nützlich.......... 83
Teilprothesen und Vollprothesen 83
Das richtige Material.. 84
Die tägliche Pflege 84

Das Kiefergelenk – zwei Gelenke an einem Kiefer............... 86
Knacken als Alarmzeichen... 86
Schmerzen 87

Behandlung mit einer Aufbißschiene.............................. 88
Ist Kaugummi gesund?.. 89

Biologisch-energetische Diagnoseverfahren 90
Elektroakupunktur nach Voll...................................... 90
Bioelektronische Funktionsdiagnostik............................ 93
VEGAtest-Verfahren 93
Kinesiologie 94
Sonstige Diagnoseverfahren der Biologischen Zahnheilkunde........... 95

Anwendungsgebiete der Homöopathie in der Biologischen
Zahnheilkunde 97
Das Wirkungsprinzip der Homöopathie........................... 97
Angst vor dem Zahnarzt 100
Der erste Zahn.. 101
Entzündungen und Schwellungen im Mund 102
Aphthen (Zungen- oder Wangenschleimhautbläschen) 102
Herpes (Lippenbläschen).. 103
Zahnschmerzen 104
Zahnfleischerkrankungen....................................... 106
Unterstützung beim Zähneziehen oder bei Zahnoperationen........... 107
Förderung der Entgiftung....................................... 108
Behandlung des Lymphsystems 109
Die Wahl des richtigen Mittels.................................. 112
Die naturheilkundlich-homöopathische Hausapotheke 113

Bach-Blüten in der Biologischen Zahnheilkunde................ 115

Trigeminusneuralgie 117

Facialislähmung... 119

Die Therapie mit Ihren Schwingungen – Elektronik macht's möglich 120

Farben und Biologische Zahnheilkunde........................ 124

Vom richtigen Zeitpunkt: Rhythmen in der
Biologischen Zahnheilkunde 126
Biorhythmus.. 126
Mondrhythmus... 128

Ernährung und Biologische Zahnheilkunde.................... 131
Der Mund – das Tor zum Darm 132
Grobe Nahrung als Reinigungsfaktor............................. 133
Zahngesundheit fängt bei der Ernährung an 134
Mykosen – Pilze sind stark im Kommen........................... 137
Zuckerersatzstoffe oder die Crux mit den Light-Produkten 138

Mundgeruch macht einsam.................................... 139
Ursachen für Mundgeruch 139
Wie kann man sich vor Mundgeruch schützen? 139

Zungenbrennen – ein schwieriges Problem 141

Zähneknirschen – Verarbeitung ungelöster Probleme? 143
Ursachen für Zähneknirschen 143
Was kann man gegen Zähneknirschen tun? 143
Zähneknirschen bei kleinen Kindern............................. 145

Zähne und Psyche 147
Karies bei Kindern – ein Zeichen fehlender Liebe? 148

Chronisches Müdigkeits-Syndrom............................ 149

Die Wahl des Zahnarztes.................................. 151

Anhang 153
Nützliche Adressen 153
Empfehlenswerte Bücher und Zeitschriften 153

Bezeichnung der einzelnen Zähne

Oberkiefer rechts	Oberkiefer links
18 17 16 15 14 13 12 11	21 22 23 24 25 26 27 28
48 47 46 45 44 43 42 41	31 32 33 34 35 36 37 38
Unterkiefer rechts	Unterkiefer links

Resonanzketten

Energetische Wechselbeziehungen zwischen Zähnen und Organen

Übergeordnete Themenbereiche

Wandlung	Erkenntnis	Stabilität	Kreativität	Großzügigkeit	Dynamik Aggression	Kommunikation	Harmonie Ausgleich	Harmonie Ausgleich	Kommunikation	Dynamik Aggression	Großzügigkeit	Kreativität	Stabilität	Erkenntnis	Wandlung
18	**17**	**16**	**15**	**14**	**13**	**12**	**11**	**21**	**22**	**23**	**24**	**25**	**26**	**27**	**28**
Ohr Zunge				Auge		Nase	Nase	Nase	Nase	Auge					Ohr Zunge
Mastold Innenohr		Knie vorm Kiefergelenk	Schulter Ellenbogen LWS 4/5	Hüfte	Hüfte	Knie hinten Kleiner Zeh	Knie hinten Kleiner Zeh	Knie hinten Kleiner Zeh	Knie hinten Kleiner Zeh	Hüfte	Schulter Ellenbogen LWS 4/5				Mastold Innenohr
		Kieferhöhle	Siebbeinzellen	Keilbeinhöhle	Keilbeinhöhle	Stirnhöhle	Stirnhöhle	Stirnhöhle	Stirnhöhle	Keilbeinhöhle	Siebbeinzellen	Siebbeinzellen	Kieferhöhle		
	Nebenschilddrüse Schilddrüse Mamma	Nebenschilddrüse Schilddrüse Mamma	Dickdarm rechts Lunge rechts			Gesamter Genitalbereich Hoden, Ovarien, Uterus	Gesamter Genitalbereich Hoden, Ovarien, Uterus	Gesamter Genitalbereich Hoden, Ovarien, Uterus				Dickdarm links Lunge links	Schilddrüse Nebenschilddrüse Mamma	Nebenschilddrüse Schilddrüse Mamma	
				Gallenblase	Leber	Blase	Blase	Blase	Blase	Leber	Gallenblase				
			Thymus	Leber	Gallenblase	Niere rechts	Niere rechts	Niere links	Niere links	Gallenblase	Leber	Thymus			
Dünndarm Herz rechts	Magen, Milz	Pancreas											Pancreas	Magen, Milz	Dünndarm Herz links
	Pancreas	Magen, Milz												Pancreas	

48	47	46	45	44	43	42	41	31	32	33	34	35	36	37	38
Herz rechts Dünndarm	Dickdarm rechts	Blinddarm		Leber / Gallenblase	Gallenblase Leber	Niere rechts Blase	Niere rechts Blase	Niere links Blase	Niere links Blase	Gallenblase Leber	Leber / Gallenblase		Dickdarm links Enddarm		Herz links Dünndarm
Lunge rechts Bronchien rechts			Pancreas Magen, Milz				Gesamter Genitalbereich Hoden, Ovarien, Uterus				Magen, Milz Pancreas		Lunge links Bronchien links		
Mastold Innenohr		Siebbeinzellen	Kieferhöhle		Keilbeinhöhle	Stirnhöhle		Stirnhöhle		Keilbeinhöhle	Kieferhöhle		Siebbeinzellen		Mastold Innenohr
Schulter Ellenbogen LWS 4/5			Knie vorm Kiefergelenk		Hüfte	Knie hinten Kleiner Zeh	Knie hinten Kleiner Zeh	Knie hinten Kleiner Zeh		Hüfte	Knie vorm Kiefergelenk		Schulter Ellenbogen LWS 4/5		
Ohr Zunge	Nase			Auge						Auge			Nase		Ohr Zunge
Wandlung	Erkenntnis	Stabilität	Kreativität	Großzügigkeit	Dynamik Aggression	Kommunikation	Harmonie Ausgleich	Harmonie Ausgleich	Kommunikation	Dynamik Aggression	Großzügigkeit	Kreativität	Stabilität	Erkenntnis	Wandlung

Übergeordnete Themenbereiche

Vorwort

Viele Menschen pilgern von Zahnarzt zu Zahnarzt, ohne daß sie Hilfe für ihre speziellen Probleme finden. Diese Patienten sind auf der Suche nach Informationen, um Näheres über ihr Leid zu erfahren. Eine große Anzahl von Vertretern der Schulzahnmedizin kann und will diese Patienten nicht verstehen, da sie nicht in das normale Raster passen. Allzu schnell besteht dann die Gefahr, daß die Betroffenen auf die »psychische Schiene« abgeschoben werden. Sicherlich gibt es eingebildete Kranke, aber das Gros der suchenden Patienten ist tatsächlich krank bzw. fühlt sich krank oder hat Schmerzen im Zahn-Mund-Kiefer-Gebiet, obwohl die zahnärztlichen Untersuchungsmethoden keine faßbare Ursache ergeben. Auch die Überweisung zu anderen medizinischen Disziplinen bleibt nicht selten ergebnislos. Andere Patienten wollen einfach eine sachliche Aufklärung, bevor sie sich in irgendeine Behandlung begeben. Sie möchten auch wissen, was neben der normalen Zahnmedizin unterstützend mit sogenannten alternativen Heilmethoden getan werden kann. Die täglichen Fragen und Telefonanrufe in meiner Praxis zeigen den Informationsbedarf der Patienten deutlich auf. Für all diese Menschen ist dieses Buch gedacht.

Wann immer möglich, habe ich versucht, nicht die häufig verschleiernde Sprache der sogenannten wissenschaftlichen Zahnmedizin zu benutzen, sondern die Dinge bei ihrem Namen zu nennen, so daß sie von jedermann verstanden werden.

Warum ist Biologische Zahnheilkunde gerade heute so wichtig?

Unsere heutige Zeit ist durch eine enorme Zunahme der allergischen Erkrankungen geprägt. Weiterhin steigt die Anzahl der chronischen Krankheiten. Eine der Ursachen ist, so merkwürdig das klingen mag, die Erhöhung der mittleren Lebenserwartung. Denn je älter man wird, desto intensiver und länger kommt man mit den vielen Stoffen in Kontakt, die eine vom Menschen veränderte und manipulierte Umwelt bereithält.

Die Zahnmedizin ist diejenige medizinische Sparte, die die meisten Fremdstoffe in den Körper einbringt. Das beginnt mit den ersten Füllungen, führt über die kieferorthopädischen Geräte weiter zu Kronen und Brücken, den Teilprothesen, den Vollprothesen und reicht eventuell bis zu Implantaten. Nicht einbezogen sind Materialien, Medikamente und sonstige Hilfsmittel, die der Zahnarzt im Rahmen seiner Tätigkeit im Mund an- und verwendet. Auch andere medizinische Berufe, etwa die Chirurgen, verwenden Materialien, die im Körper verbleiben (denken Sie an die Metallnägel bei Knochenbrüchen oder die immer öfter eingesetzten künstlichen Hüftgelenke). Im allgemeinen wird jedoch ein Patient den Zahnarzt im Lauf seines Lebens wesentlich häufiger aufsuchen als einen Chirurgen, so daß den Zahnärzten auf diesem Gebiet eine besondere Verantwortung zukommt.

Was bedeutet nun der Begriff »Biologische Zahnheilkunde« in diesem Zusammenhang? Die Vertreter dieser Richtung innerhalb der Zahnmedizin bemühen sich bei ihrer Tätigkeit, den Patienten eine möglichst geringe Belastung zuzufügen und den Körper von allem zu verschonen, was in der Zahnmedizin als unverträglich oder gar toxisch, also giftig, gilt. Darüber hinaus ist man bestrebt, bereits im Körper bzw. im Zahn-Mund-Kiefer-Gebiet befindliche belastende Faktoren oder Stoffe aufzuspüren, diese schonend zu entfernen und dafür zu sorgen, daß sie möglichst gänzlich aus dem Körper ausgeschieden werden.

Dabei werden eine Reihe von Diagnose- und Therapieverfahren verwendet, die Ihnen erst einmal neu und fremd vorkommen mögen, da sie in der klassischen oder Schulzahnmedizin nicht verwendet bzw. heftigst abgelehnt werden. Die normale Medizin geht immer von der wissenschaftlichen Beweisführung aus – ein Verfahren, das sicher seine Berechtigung hat. Sie wissen bestimmt, daß in Ihrem Körper sehr viele Strukturen und Gebilde vorhanden sind, die man messen, wiegen und zählen kann. Man kann Rönt-

14

genaufnahmen verwenden, Ultraschall, das Computertomogramm oder die Kernspintomographie.

Aber das eigentliche Leben, Ihr Fühlen und Denken, das ja untrennbar mit Ihnen verbunden ist, entzieht sich sämtlichen klassischen Untersuchungsmethoden. Zudem sind die immer wieder geforderten Statistiken und Doppelblindversuche in hohem Maße unzulänglich, da immer nur ein oder zwei Parameter geprüft werden können. Ein Mensch in seiner ungeheuren Vielfalt läßt sich aber nicht auf so wenige Faktoren reduzieren. Was bei einem Menschen wirkt, mag vielleicht bei einem anderen überhaupt keine Wirkung zeigen. Gerade bei der Homöopathie, um ein Fach herauszugreifen, mit ihrer Betrachtung des Individuums ist eine Statistik überhaupt nicht denkbar.

Die Diagnoseverfahren, die in der Biologischen Zahnheilkunde sowie in der Biologischen Medizin allgemein verwendet werden, zeigen dem Kundigen weitere wichtige Bereiche Ihres Körpers, z. B. die sogenannte Regulationsfähigkeit. Diese sagt aus, wie der Körper mit sämtlichen Belastungen aus dem Außen und auch aus dem Innen umzugehen vermag.

Ebenso ist es bei der Behandlung: Verfahren wie die Akupunktur und die Homöopathie versuchen den Körper bei der Heilung zu unterstützen und nicht ausschließlich die Symptome zu unterdrücken oder wegzuwischen, damit sie bei der nächstbesten Gelegenheit wiederauftauchen.

Das Ziel der Biologischen Zahnheilkunde ist es,

• Ihnen bei allen Behandlungen die geringstmögliche Belastung zuzufügen,
• Ihnen die Kaufähigkeit zu erhalten,
• Ihnen Hilfestellung mit naturheilkundlichen Methoden bei einer Reihe von Problemen zu gewähren und
• Ihnen zusätzlich einige Tips zu einer ausgewogenen Ernährung zu geben.

Da wir, um zum Beginn dieses Kapitels zurückzukehren, eine Reihe von Umweltproblemen nicht so ohne weiteres aus der Welt schaffen können, ist es wichtig, zumindest in den Bereichen, die Sie mitgestalten und auf die Sie Einfluß ausüben können, möglichst »innenweltfreundliche« Verfahren zuzulassen. Dazu zählt in jedem Fall auch eine Zahnheilkunde, die sich biologischer Möglichkeiten bedient.

Biologische Zahnheilkunde ist demzufolge
• **normale Zahnmedizin**
• **abzüglich einer Reihe von schädlichen Komponenten**
• **zuzüglich einer Menge biologisch-ganzheitlicher Aspekte**

15

Zähne – Funktion und Aufgabe

Viele Menschen sind der Ansicht, daß die Zähne gar nicht so wichtig, ja sogar überflüssig sind, da es offenbar auch ohne sie geht. Das ist mit Sicherheit ein Trugschluß, weil die Natur noch nie etwas entworfen hat, was keinen Sinn hat. Denken Sie einmal, sofern Sie Kinder haben, an die erste Zahnung zurück. Mit Schmerzen und Fieber bricht der erste Zahn durch, und auch um Ihre Nachtruhe war es damals nicht zum besten bestellt. Wenn sich etwas mit Schmerzen den Zutritt in diese Welt verschafft, dann muß ein tiefer und wichtiger Grund dahinterstehen.

Sie wissen sicherlich, daß die Verdauung im Darm erfolgt, wobei der Löwenanteil der Nahrungsaufspaltung in kleinere, aufnahmefähige Bestandteile im Dünndarm vor sich geht.

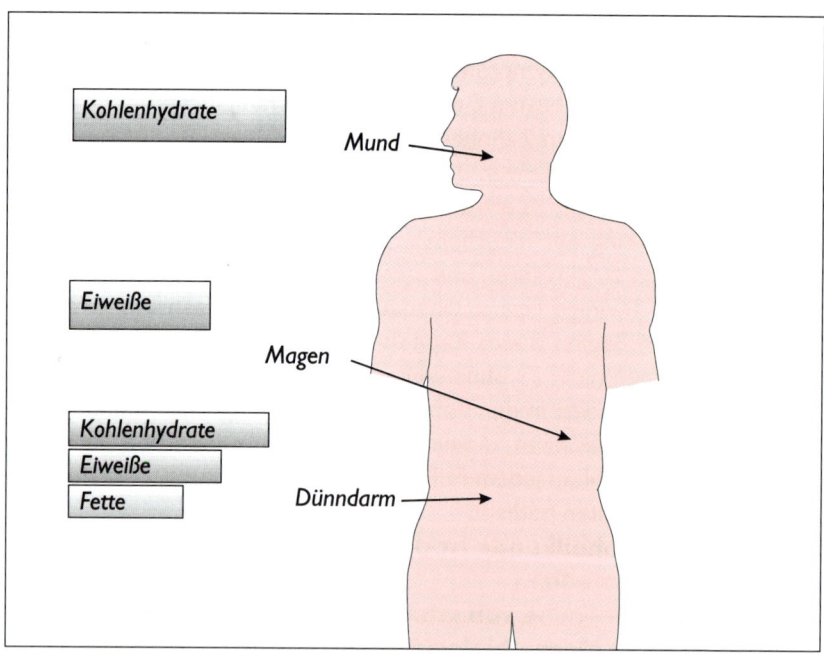

Abb. 1 Reihenfolge der Verdauung

Für diese Zerkleinerung der Eiweiße ist zuerst der Magen mit seiner Säure zuständig, dann wird der Nahrungsbrei an den Dünndarm und später an den Dickdarm weitergegeben. Bei den Kohlenhydraten und Fetten findet die Aufspaltung in Kleinstbestandteile im Dünndarm statt. Stellen Sie sich jetzt einmal vor, die Ernährung würde in großen Brocken in den Magen und in den Darm rutschen. Die Folge wäre: Beide Organe wären überlastet und müßten ein Übermaß an Arbeit leisten. Um diesen inneren Organen mit ihren weichen Schleimhäuten die Arbeit zu erleichtern, sind für die Vorverdauung im Sinn einer mechanischen Zerkleinerung von der Natur die Zähne geschaffen worden.

Die Frontzähne sind für das Abbeißen gedacht, d. h., aus einer großen Portion kann der Mensch (oder auch das Tier) kleinere Teile abbeißen oder abreißen. Deswegen heißen sie auch Schneidezähne. Die Backenzähne übernehmen dann die eigentliche Aufgabe des Zerkleinerns und Zermahlens, daher ihr anderer Name Mahlzähne.

• Tip: Geben Sie den Mahlzähnen auch die Chance, ihre Aufgabe zu erfüllen. Hastiges Kauen und schnelles Herunterschlingen führen immer zu einer Überlastung von Magen und Darm.

Die jeweiligen Zähne haben für diese unterschiedlichen Aufgaben eine bestimmte Form. Die Frontzähne besitzen die Form eines Meißels oder eines Keils, damit sie sich leicht in die Nahrung hineinschieben können. Die Backenzähne hingegen sind voluminöser und haben auf ihrer Kaufläche eine Reihe von Höckern und kleinen Furchen, Fissuren genannt, die eine wirksamere mechanische Zerkleinerung der Nahrung ermöglichen.

• Tip: Zum Nüsseknacken oder Entfernen von Flaschen-Kronkorken sind die Zähne nicht vorgesehen. Es besteht die Gefahr, daß sich Risse im Schmelz bilden, die der Karies Vorschub leisten, oder daß ganze Teile des Zahnschmelzes abplatzen. Dieses Risiko besteht besonders bei großen Füllungen.

Der äußerste Bereich des sichtbaren Teils des Zahns ist der Schmelz, die härteste Körpersubstanz überhaupt. Trotz der Härte ist diese Substanz gegen bestimmte Einflüsse außerordentlich empfindlich. Darunter liegt das Dentin oder Zahnbein, eine etwas weichere Schicht, und dann erst kommt der Teil, der für die Zahnschmerzen verantwortlich ist: im Volksmund einfach Nerv genannt, im Fachjargon heißt es Zahnmark oder Pulpa. Immer dann, wenn dieser Bereich in Mitleidenschaft gezogen ist, kommt es zu den mehr oder weniger starken Beschwerden, die den Patienten zum Zahnarzt treiben. Weiteres zu diesem Thema siehe unter *Volkskrankheit Karies*.

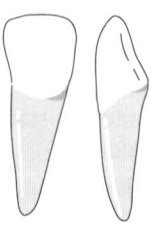

Front- oder
Schneidezahn

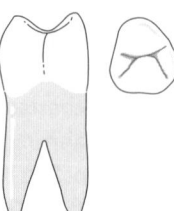

Prämolar oder
kleiner Backenzahn

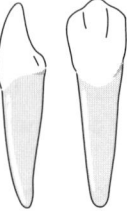

Eckzahn

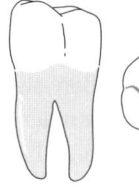

Molar oder Backenzahn

Abb. 2 Form der Zähne

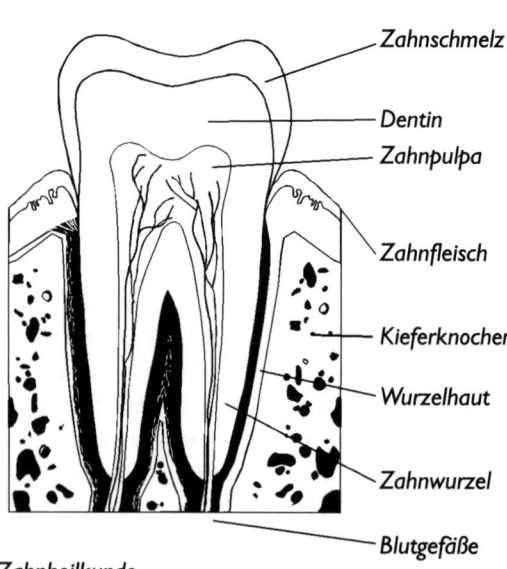

Zahnschmelz

Dentin

Zahnpulpa

Zahnfleisch

Kieferknochen

Wurzelhaut

Zahnwurzel

Blutgefäße

Abb. 3 Biologische Zahnheilkunde

18

Gesunde Zähne ein Leben lang –
Realität oder Fiktion?

Der Schmelz der Zähne ist, wie erwähnt, die härteste Substanz im Körper. Aber er hat einen großen Feind. Das ist der offenbar noch härtere Zahn der Zeit. Theoretisch wäre es durchaus denkbar, daß jeder Mensch die zweite Garnitur Zähne, die nach den Milchzähnen aus dem Kiefer herauswächst, bis an sein Lebensende behält. Lassen wir einmal Unfälle usw. außer Acht, so müßten die Zähne eigentlich halten. Doch hat das Schicksal eine Reihe von Süchten und Krankheiten erfunden, die dem entgegenstehen.

Manch einer glaubt, es handle sich dabei um reine Zivilisationskrankheiten, die es früher nicht gegeben habe. Das ist ein Trugschluß, denn Karies und Parodontose gibt es schon seit Anbeginn der Menschheit. Auch die alten Ägypter hatten bereits mit diesem Problem zu kämpfen, wie man an einer Reihe von Mumien sehen konnte, ja einige Pharaonen sind offenbar sogar an entzündlichen Prozessen im Kiefergebiet und deren Folgen gestorben. Der Vater des berühmten Pharaos Echnaton scheint eines der Opfer gewesen zu sein. Der Honig, dem sie offenbar alle genußsüchtig zusprachen, hat damals kräftig mitgewirkt. Es gibt also keine Garantie auf lebenslange Zahngesundheit.

Doch dieses Buch möchte Ihnen zeigen, daß Sie das Ihrige dazu tun können, möglichst lange gesunde Zähne zu haben und nicht zum Dauergast beim Zahnarzt zu werden.

Prophylaxe ist entscheidend!

Prophylaxe heißt Vorsorge und umfaßt neben vorbeugenden Maßnahmen des Zahnarztes in allererster Linie Ihr eigenes aktives Tun. Damit könnten auch die Beiträge der Krankenkassen und Versicherungen drastisch gesenkt werden, und Sie würden es am Monatsende an der Höhe Ihrer Gehaltszahlung positiv spüren.

Zur aktiven Prophylaxe zählen:
- Regelmäßiges und gründliches Zähneputzen
- Zahnpasten, die weitgehend frei von Chemie sind, etwa die Sole-Zahn-

creme der Firma Weleda bzw. deren pflanzliche Zahnpasten. Lassen Sie sich im Reformhaus oder in der Apotheke beraten.
- Verwendung von Zahnseide und einer Munddusche
- Weitgehend zuckerfreie Ernährung
- Ausgewogene frische Kost mit Vitaminen, Mineralien, Spurenelementen und Ballaststoffen
- Regelmäßige Überprüfung der Zähne durch Ihren Zahnarzt
- Professionelle Reinigung der Zähne und Entfernung von Zahnstein durch Ihren Zahnarzt oder dessen dafür geschultes Personal

Weiteres zu diesem Thema siehe unter *Ernährung und Biologische Zahnheilkunde.*

Jetzt noch eine ungemein wichtige Information für alle Eltern und alle, die es werden wollen:
- Prophylaxe für Zähne fängt bereits vor der Zeugung an.
- Prophylaxe kann schon im Mutterleib betrieben werden.
- Prophylaxe ist ab der Geburt wichtig.

Zu diesen Aussagen einige Details zum weiteren Verständnis. In der ersten Hälfte dieses Jahrhunderts lebte in den USA ein Zahnarzt namens Dr. Weston A. Price. Wie jeder andere Zahnarzt entfernte er Karies, zog Zähne usw. Irgendwann wurde er ob der ständigen Flickschusterei nachdenklich. Hatte er einen Patienten mit Füllungen versorgt und kam dieser später wieder, so mußte er erneut zum Bohrer greifen. So beschloß er, den Dingen auf den Grund zu gehen. Er wollte es jedoch anders machen als die Wissenschaftler, die sich immer nur des kranken Falles annehmen, aber nie fragen, warum bestimmte Menschen von manchen Krankheiten verschont bleiben. Nach seiner Meinung konnte man die Antwort nur bei gesunden Menschen finden, die keine Karies und Parodontose aufwiesen. So brach er zu einer Reihe von Stämmen und Völkern auf, die noch nicht mit der Zivilisation in Berührung gekommen waren und in Gemeinschaft mit der Natur lebten.

Seine Ergebnisse sind so aufrüttelnd, daß die Lektüre des Buches »Gefährdete Menschheit« (Autor Albrecht von Haller), aus dem ich meine Informationen entnommen habe, zur Pflichtlektüre jedes angehenden Zahnarztes und Arztes, speziell der Kieferorthopäden, Orthopäden und Gynäkologen, gehören müßte. Leider ist dem nicht so!

Was fand Dr. Price heraus?
- Kinder und Erwachsene dieser Völker hatten in der Regel gesunde Zähne und gut ausgeformte Zahnbögen.

- Kamen sie jedoch in Kontakt mit der sogenannten Zivilisationskost (Dosenwaren, Fertigkost, denaturierte Nahrungsmittel wie Zucker und Weißmehl), so begann die Karies bei ihnen ebenso zu grassieren wie in den USA.
- **Und das Allerwichtigste: Kinder von Eltern, die ihre Ernährung auf die westliche Industriekost umgestellt hatten, wiesen verstärkt Zahnfehlstellungen und Kiefermißbildungen auf.**

Geht es Ihnen nicht ebenso wie mir? Müßte man darüber nicht nachdenklich werden? In einer Zeit, in der fast jedes Kind eine kieferorthopädische Spange tragen muß und das unbehandelte Kind die Ausnahme ist, müßten solche Fakten die Menschen aufrütteln. Aber es tut sich nichts! Es ist einfach zu unbequem! Jetzt wird Ihnen sicher verständlich, warum Prophylaxe bereits vor der Zeugung anfängt. Weiteres zu diesem Thema siehe unter *Volkskrankheit Karies* und *Ernährung und Biologische Zahnheilkunde.*

Fluor – ein umstrittenes Mineral

Es gibt Wissenschaftler, die die Trinkwasserfluoridierung befürworten, und andere, die dies vehement ablehnen. Das Mineral Fluor soll in seinen Verbindungen schmelzhärtend sein. Da es aber auch eine Reihe von Nebenwirkungen gibt, prallen die Meinungen der Fluoranhänger und der Fluorgegner seit langem unversöhnlich aufeinander. Sie als Patient stehen zwischen den Parteien und sind verunsichert. Was soll man eigentlich glauben? Sicherlich, Fluor in seinen Verbindungen hat offenbar eine Wirkung auf die Härte des Zahnschmelzes und damit auch auf die Kariesanfälligkeit. Aber bei einer Überdosierung kommt es als erstes Warnzeichen zu einer Zahnfluorose in Form von weißen, gelben und braunen Flecken auf den Zähnen. Dem Thema Fluor widmen sich häufig Wissenschaftler zahnärztlicher Fakultäten. Die Gefahr liegt darin, daß diese oft nicht in der Lage sind, über ihren fachlichen Tellerrand zu schauen, und vor lauter Zähnen den Rest des Körpers vernachlässigen. Das heißt, daß man nicht wahrhaben will, daß neben den eventuell positiven Auswirkungen auf den Zahn im restlichen Organismus Schäden entstehen. Sie sollten deshalb bedenken:
- Wenn angeblich nur ein einziges »Wundermittel« bei einer Erkrankung hilfreich sein soll, ist es angebracht, die Ohren zu spitzen und mißtrauisch zu werden.

- Das Problem mancher sogenannter Prophylaxemittel liegt darin, daß der Zeitraum zwischen der Einnahme des Mittels und der Entstehung möglicher Folgeschäden derart lang ist, daß man die Zusammenhänge nicht mehr erkennt. Wenn Spätschäden unter Umständen erst nach zehn Jahren auftreten, dann werden sie von der wissenschaftlichen Medizin meist nicht mehr als ursächlich angesehen. Man spricht dann nicht mehr von »Kausalzusammenhang«, weil sich die Zusammenhänge offenbar verwischen.

Der amerikanische Wissenschaftler Dr. Yiamouyiannis weist in seinem Buch »Früher alt durch Fluoride« auf folgende mögliche Schäden durch Fluor hin:
- Schwächung des Immunsystems
- Störung der Bindegewebsstrukturen, die für den Zusammenhalt der Zellen wichtig sind, und weiterhin Ablagerungen im Bindegewebe
- Knochenerkrankungen (Knochenfluorose), Folgewirkungen: Arthritis und verstärkte Bruchgefahr
- Vorzeitiges Altern der Haut und frühzeitige Faltenbildung
- Ganz wichtig: Schädigung von Körperenzymen, die für sämtliche Stoffwechselvorgänge von außerordentlicher Bedeutung sind

Der Nürnberger Zahnarzt Dr. Kramer, einer der Väter der modernen Elektroakupunktur, vermutet durch Beobachtungen an seinen eigenen Kindern, daß Fluorpräparate sogar zu einer Verlangsamung der geistigen Entwicklung führen, die sich durch homöopathisches Fluor beheben läßt.

Das sind nur einige Warnungen. Jetzt werden Sie fragen: Wie steht es dann eigentlich um die Wirksamkeit von Fluorzahnpasten oder Fluorlacken?
- Die meisten Menschen setzen zu hohe Erwartungen in diese Mittel. Kein Wunder, die Reklame verspricht ja auch so viel.
- Um überhaupt eine Wirkung zu erzielen, müßten Sie die Zähne ungefähr eine Viertelstunde lang putzen. Aber Hand aufs Herz: Haben Sie soviel Zeit dafür?
- Fluorlacke erscheinen mir besonders ungesund, da man nie genau weiß, wieviel von dem Lack und seinen Bestandteilen während und nach der Behandlung verschluckt wird. Auf diese Lacke gehört eigentlich ein Giftsymbol.

Schon im Jahr 1984 wies der deutsche Arzt Dr. Bruker, der sich um das Thema Ernährung große Verdienste erworben hat, auf die Fluorproblematik hin. Sein damals erschienenes Buch »Vorsicht Fluor!« fand allerdings keine große Zustimmung bei der sogenannten wissenschaftlichen

Zahnmedizin. Welche Folgerungen ergeben sich nun daraus für Sie?

- Lassen Sie bei einem Zahnarzttermin nicht alles unkritisch über sich ergehen, sondern fragen Sie, wenn Ihnen etwas nicht ganz »geheuer« erscheint.
- Lesen Sie die Aufdrucke und Beipackzettel von Zahnputz- und Zahnpflegemitteln, denn Sie wollen ja etwas für die Pflege Ihrer Zähne tun und nicht irgendeine Medizin einnehmen.
- Stehen Sie dem Thema Fluor durchaus kritisch gegenüber.

Weiteres zu diesem Thema siehe unter *Anwendungsgebiete der Homöopathie in der Biologischen Zahnheilkunde* und *Ernährung und Biologische Zahnheilkunde*.

Volkskrankheit Karies

Wenn man Karies als Krankheit bezeichnet, dann ist sie zweifelsohne die am weitesten verbreitete. Bedenkt man die Zusatz- und Folgekosten (Füllungen, im Volksmund Plomben genannt, Kronen, Brücken, Prothesen etc.), so ist diese Erkrankung auch absoluter Spitzenreiter hinsichtlich der Kosten. Bislang hat sich noch niemand die Mühe gemacht, die durchschnittlichen Ausgaben eines Menschen während seines gesamten Lebens für diese »Volksseuche« zu berechnen. Die Zeitschrift »Der Spiegel« betitelte einmal einen Artikel: 32 Zähne – teurer als der ganze Mensch?

Was ist Karies eigentlich? Das deutsche Wort »Zahnfäule« sagt es treffender als der lateinische Begriff. Bei dieser Erkrankung handelt es sich in erster Linie um eine Auflösung des Zahnschmelzes. Auslöser ist die sogenannte Plaque, ein Belag, der sich auf den Zähnen bei mangelnder Mundpflege bildet. Er ist klebrig und besteht aus den nicht entfernten Nahrungsmittelresten, z. B. von zuckerhaltiger Kost oder Weißmehlprodukten, aber auch aus Rückständen von stark zuckerhaltigen Früchten wie Bananen oder Trockenobst. Darin siedeln sich Bakterien an. Meistens sind es Streptokokken. Die klebrige Nahrung und die Ausscheidungsprodukte der Bakterien zersetzen durch Säuren die Oberfläche des harten Schmelzes. Bei anhaltendem Zustand bildet sich ein immer größer werdender Defekt aus. Wird er nicht entdeckt, herausgebohrt und gefüllt, frißt er sich regelrecht bis an das Gebiet des Nervs heran. Die Folge sind dann die berüchtigten Zahnschmerzen, eine der unangenehmsten Schmerzempfindungen des Menschen.

Bevorzugte Stellen der Karies sind:
- Fissuren, also die feinen Grübchen auf der Kaufläche
- Zahnzwischenräume
- Zahnhälse, besonders wenn das Zahnfleisch zurückgeht. Diese Region ist nämlich nicht so hart wie der Schmelz.
- Kronenränder, besonders wenn sie nicht sauber abschließen
- Stellen an den Zähnen, an denen Prothesenklammern entlangschaben

Ihr Zahnarzt spürt diese Defekte mit der Sonde auf. Dringt die spitze Sonde an der meist braun verfärbten Stelle in den Schmelz ein, dann muß er tätig werden. Eine weitere Möglichkeit sind sogenannte Bißflügel-Aufnahmen. Da man die Karies in den Zahnzwischenräumen im Anfangsstadium und bei eng stehenden Zähne auch in einem späteren Stadium nur schwer entdecken kann, behilft man sich mit dieser Art von Röntgenaufnahme.

Nun werden Sie sagen: Eigentlich möchte ich Röntgen vermeiden! Das ist verständlich. Diese Röntgenaufnahmen sollten daher auch nicht jedes halbe Jahr angefertigt werden. Ein akzeptabler Zeitraum wäre, eine gute Mundpflege vorausgesetzt, zwei Jahre.

Findet Ihr Zahnarzt einen Defekt, dann ist eine Füllung angesagt. Dabei wird das gesamte weiche Material entfernt, eine Unterfüllung als Schutz gelegt und schlußendlich der Zahn gefüllt.

Von einer Illusion muß ich Sie allerdings befreien: Ist erst einmal eine kariöse Läsion vorhanden, dann gibt es keine biologischen Mittel, um diesen Schaden rückgängig zu machen. Die Füllung ist und bleibt vorerst die einzige Therapie. Das heißt aber nicht, daß man nicht irgendwann neue Methoden entwickeln wird. In Schweden sind Versuche unternommen worden, um das kariöse Material mit sanfter chemischer Wirkung zu entfernen. Dann entfiele eine der am meisten gefürchteten zahnärztlichen Maßnahmen, das Bohren. Warten wir es ab!

Ein weiterer Faktor spielt bei Karies eine entscheidende Rolle, nämlich der Speichel. Dieser besitzt eine große Remineralisationswirkung. Das bedeutet, daß der Körper mit dieser Lösung kleine entstehende Defekte an der Zahnoberfläche wieder ausheilt. Ist diese Stelle aber von der schmierigen Plaque bedeckt, so kann der Speichel seine Regenerationswirkung nicht entfalten.

Gibt es Möglichkeiten zur Verhütung der Karies? Ja. Die gibt es! Die größte Chance liegt – wie ausgeführt – in der Prophylaxe. Es gibt noch eine zweite Möglichkeit. Auch ich habe in meiner früheren Tätigkeit davon sehr oft Gebrauch gemacht, da ich zur damaligen Zeit den Angaben der Her-

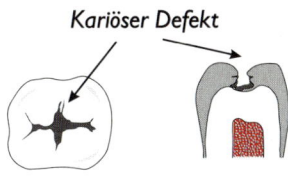

Kariöser Defekt

Zahn mit Karies

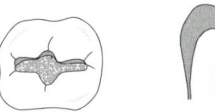

Karies entfernt

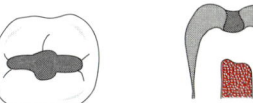

Zahn mit Füllung

Abb. 4 Behandlung der Karies

Ein Fall aus der Praxis

Gabriele W., 46 Jahre alt, trug wegen Kiefergelenkbeschwerden während der Nacht eine Kunststoffschiene im Unterkiefer. Wenn sie nachts aufwachte, überfiel sie stets ein großer Hunger, so daß sie in die Küche ging und mit der Schiene im Mund eine Banane aß. Um ihren Mann nicht im Schlaf zu stören, putzte sie sich danach nicht die Zähne. Da Bananen nun einmal eine klebrige Frucht sind, blieben die Reste unter der Schiene haften. Die Folge nach rund drei Monaten: Fast alle Zähne im Unterkiefer einschließlich der Frontzähne, die eigentlich bis ins höhere Alter kariesfrei sein sollten, wiesen große kariöse Defekte auf. Ein trauriger Anblick!

steller vertraute und diese Behandlung für gut hielt. Die Methode bestand in der Versiegelung der am meisten kariesgefährdeten Stellen, nämlich der feinen Rillen der Kaufläche, Fissuren genannt, mit einem lichthärtenden Kunststoff. Zumindest ist es mir gelungen, eine Reihe von Kindern kariesfrei durch die Problemzeit der Altersperiode von 6–14 Jahren zu bringen. Heute ist dieses Verfahren in den Verruf gekommen, nicht ganz ungefährlich zu sein und unter Umständen durch die Abgabe von Kunststoffpartikeln das Immunsystem zu belasten.

Kieferorthopädie – muß es unbedingt sein?

Kieferorthopädie ist eine Unterdisziplin der Zahnmedizin. Die Fachzahnärzte für Kieferorthopädie versuchen mit ihren Maßnahmen zum einen, den Zähnen im jeweiligen Kiefer die optimale Lage und Stellung zu geben, und zum zweiten, die Verzahnung der beiden Kiefer auf ein bestimmtes Normmaß zu trimmen, damit die Zähne möglichst lange unter guten Bedingungen ihre Arbeit verrichten können.

Wir leben in einer Zeit, in der die frühere Ausnahme zur Regel geworden ist. Kinder mit einer kieferorthopädischen Apparatur waren früher selten. Hinzu kam, daß nach dem Ende des Zweiten Weltkriegs alles andere wichtiger war als eine Zahnregulierung. Heute trägt fast jedes Kind eine Zahnspange oder hat sogar die metallischen Bögen und Bänder einer festsitzenden Apparatur im Mund. Wie kommt das? Meines Erachtens gibt es dafür drei Hauptgründe:

1. Wegen der Fehlernährung der Eltern kommt es bei den Kindern häufiger zu einer falschen Stellung der Zähne.
2. Viele Eltern, meist die Mütter, haben Angst, sie würden etwas falsch machen, wenn ihre Kinder bei einer nicht optimalen Verzahnung der beiden Kiefer eine Behandlung versäumten. Darüber hinaus möchten sie sich spätere Vorwürfe der Kinder ersparen.
3. Die Behandlung wird überwiegend von den Versicherungen oder Krankenkassen übernommen, so daß eines der Regulative, die kostenmäßige Eigenbelastung, entfällt.

Weiterhin läßt sich nicht verleugnen, daß auch die Anzahl der Kieferorthopäden stark gestiegen ist. Auch das ist ein Grund für die Zunahme der Behandlungsfälle. Das ist überhaupt das Dilemma in der Medizin: je mehr Ärzte es gibt, desto mehr wird »gemacht« und behandelt.

Muß nun Kieferorthopädie unbedingt sein?

Wenn eines Ihrer Kinder bereits eine sogenannte festsitzende Lösung im Mund hat, dann wissen Sie, daß diese Behandlung nicht immer schmerzfrei ist und so manche Träne dabei fließt. Ebenso wie manche Krone nicht unbedingt erforderlich ist, ist auch nicht in jedem Fall eine kieferorthopädische Behandlung nötig. Wenn das Gebiß des Kindes nur geringfügige Abweichungen von der Norm – obwohl das im Bereich des Lebendigen ein problematischer Begriff ist – aufweist, dann sollten Sie als Eltern auch einmal den Mut haben, nein zu sagen. Im Zweifelsfall holen Sie sich noch eine zweite Meinung ein.

Wenn es aber nicht zu umgehen ist, dann sind die folgenden Punkte für Sie und Ihre Kinder wichtig:

- Herausnehmbare kieferorthopädische Geräte bestehen oft überwiegend aus Kunststoff. Es handelt sich dabei um einen selbsthärtenden Kunststoff, der noch lange Zeit Reststoffe abgibt. Es ist zu befürchten, daß durch diese Stoffe spätere Allergien gefördert werden. Sprechen Sie also mit Ihrem Kieferorthopäden, ob es nicht andere Möglichkeiten gibt (siehe auch unter *Prothesen – Das richtige Material*).

- Unsinnigerweise werden heute zum Teil poppige Farben eingesetzt, um die Geräte für die Jugendlichen attraktiver zu machen oder um sie bei Familien mit mehreren Kindern sofort auseinanderhalten zu können. Machen Sie derartige Modegags nicht mit!

- Falls festsitzende Bänder usw. verwendet werden, fragen Sie unbedingt nach der Zusammensetzung des Metalls. In manchen Materialien ist nämlich noch immer Nickel enthalten. Nickel ist ein bekanntes Allergen und für Kinder alles andere als geeignet. Gerade in einer Zeit, in der bei den Kindern die Weichen für die Zukunft gestellt werden, ist es besonders heikel, solche bekannt allergisierenden Metalle anzuwenden. Bei der enormen Zunahme von Allergien dürfen Sie sich auf keine Kompromisse einlassen. Kinder müssen davor geschützt werden, sich für eine gute Zahnstellung eine Allergie einzuhandeln.

- Festsitzende Apparaturen mit ihren Bändern werden meist von Hilfspersonal eingesetzt. Schließen diese Bänder nicht richtig ab, besteht die Gefahr, daß sich darunter sehr schnell Karies ausbreitet, so daß die Kinder dann zwar einen wohlgeformten Zahnbogen haben, aber leider einige Füllungen dazu. Bestehen Sie darauf, daß der Arzt ab und zu ein wachsames Auge auf die Tätigkeit seiner Mitarbeiter wirft.

- Während einer kieferorthopädischen Behandlung ist eine gründliche

Zahnpflege besonders wichtig. Wenn Ihr Kind in dieser Hinsicht nicht kooperativ ist, sollten Sie keine festsitzende Apparatur einsetzen lassen.

* Fragen Sie nach der voraussichtlichen Dauer der Behandlung.
* Denken Sie ebenfalls daran, daß nach der eigentlichen Behandlung noch eine Nachbehandlung notwendig ist, die das Ergebnis stabilisiert.
* Problematisch wird eine Behandlung immer dann, wenn für einen längeren Zeitraum ein Auslandsaufenthalt des Kindes vorgesehen ist.
* Wenn tatsächlich eine Zahnregulierung notwendig ist, so kann man diese mit homöopathischen Mitteln intensiv unterstützen. Das Bewegen der Zähne und das Dehnen der Kiefer ist ja letztendlich ein bedeutsames Geschehen und für den Körper eine Aufgabe. Aber leider gibt es in der deutschen Kieferorthopädie dazu so gut wie keine Ansätze.

Amalgam – die toxische Zeitbombe?

Amalgam und seine Bestandteile

Jahr für Jahr wurden und werden einige Tonnen Amalgam in deutsche Münder gestopft. Aber Amalgam hat zur Zeit keine guten Karten. Um die Eigenschaften von Amalgam besser zu verstehen, möchte ich Ihnen erst einmal den Werkstoff selbst und dessen Bestandteile näherbringen. Amalgam ist ein Füllmaterial für die Zähne, das aus zwei Komponenten besteht, angemischt vom Zahnarzt in den ausgebohrten und gesäuberten Defekt eingebracht wird und im Mund langsam aushärtet. Deswegen dürfen Sie ungefähr ein bis zwei Stunden nach der Behandlung nichts essen.

Dieses Material hat folgende Vorteile:

- Es ist preisgünstig.
- Es ist leicht zu verarbeiten.
- Es ist leicht zu legen.
- Es ist hart genug für den Kaudruck.

Daß es nicht gerade eine kosmetische Zier für den Betreffenden ist, steht auf einem anderen Blatt. Daher nimmt man es in der Regel für die Seitenzähne.

Nun noch einige Worte zur Chemie: Wenn sich zwei verschiedene Elemente verbinden, so bilden sie etwas gänzlich Neues, das mit den Ausgangsprodukten nichts mehr gemeinsam hat. Denken Sie beispielsweise an Wasser, das aus den (bei normaler Temperatur) gasförmigen Elementen Wasserstoff und Sauerstoff gebildet wird und dann auf einmal flüssig ist. Beim Amalgam ist es anders: es ist nur eine Mischung verschiedener Metalle, aus der sich die einzelnen Bestandteile wieder herauslösen können. Der umstrittenste Bestandteil ist das (bei normaler Temperatur) flüssige Quecksilber, das einen Teil der Mischung darstellt. Der andere Bestandteil ist ein fein zerriebenes Pulver, das hauptsächlich aus Silber besteht und je nach Hersteller noch folgende Metalle enthält: Kupfer, Zink, Zinn, Eisen.

In früheren Zeiten wurde das Amalgam mit der Hand angeknetet, und ich bin davon überzeugt, daß viele ehemalige Zahnarzthelferinnen dadurch krank geworden sind. Heute sorgen Mischautomaten oder vordosierte Kapseln für eine »personalfreundlichere« Anwendung.

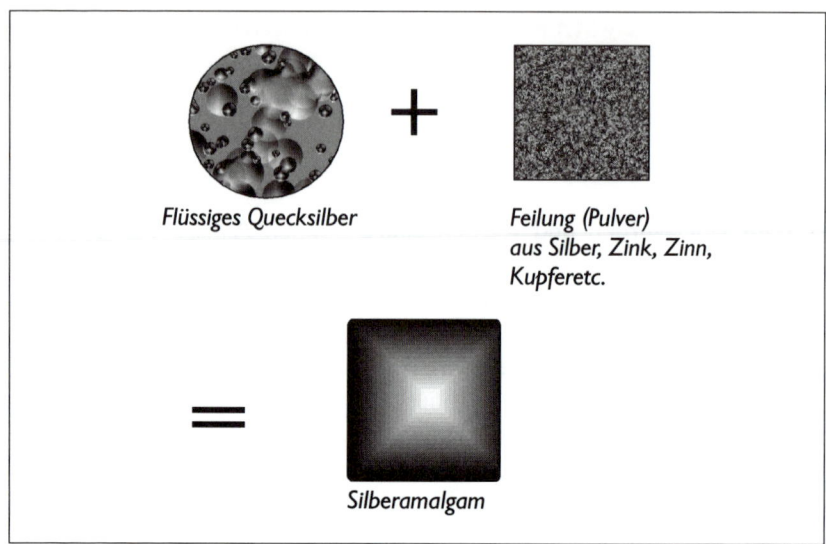

Flüssiges Quecksilber

Feilung (Pulver)
aus Silber, Zink, Zinn,
Kupfer etc.

Silberamalgam

Abb. 5 Komponenten des Amalgam

Ist Amalgam tatsächlich so gefährlich?

Die ganze Problematik des Amalgams wird daran deutlich, daß das herausgebohrte Material nicht einfach in den Abfluß geleitet werden darf, da es das Grundwasser verseuchen könnte. Die Zahnärzte mußten sich dafür eine teure Amalgam-Abscheideanlage einbauen lassen.

• **Aber in Ihrem Mund darf es ungehindert seine Auswirkungen entfalten!**

Als Patient müssen Sie sich spätestens an dieser Stelle fragen, ob hier noch alles mit rechten Dingen zugeht. Es ist ein Skandal, wie mündige Menschen für dumm erklärt werden! Gerade im Mund, der mit seinem Speichel ein durchaus aggressives Milieu darstellt, soll Amalgam unschädlich sein!

Das ist jedoch noch nicht alles! Beim Kauen von harter Kost (das gilt nicht für Fast food) werden immer kleinste Teile der Füllungen herausgelöst und mit dem zerkauten Nahrungsbrei verschluckt. So paradox es klingen mag: Rohköstler, die es hart und krustig lieben und Amalgam im Mund haben, leben besonders gefährlich. Denn bei ihnen ist der Abrieb extrem hoch.

Der giftigste Bestandteil des Amalgams ist das Quecksilber. Natürlich haben auch die anderen Metalle schädliche Auswirkungen, ihr Anteil am Gesamtamalgam ist aber wesentlich geringer. Insgesamt wirkt Amalgam hauptsächlich auf folgende Organe:

- Sämtliche Schleimhäute
- Sämtliche Lymphorgane, z. B. auch die Mandeln
- Nieren
- Gehirn, besonders Hypophyse
- Es kommt zur Schädigung der physiologischen Darmflora (viele Darm-Symbiose-Behandlungen sind absolut sinnlos, solange noch der »Sondermüll« von oben herunterrauscht!).

Im folgenden sind eine Reihe von Krankheitsbildern und Befindlichkeitsstörungen aufgeführt, die mit Amalgam in Verbindung gebracht werden können und die ich in meiner Praxis bereits beobachtet habe:

- Allergische Erkrankungen (Quecksilber wirkt allergiedisponierend)
- Hauterkrankungen (Ekzeme, Neurodermitis)
- Darmerkrankungen (Durchfälle)
- Leichte und häufige Ermüdbarkeit
- Lähmungen der Gesichtsnerven
- Haarausfall
- Heiserkeit, besonders bei Rednern und Sängern
- Kopfschmerzen und Migräne
- Muskelzittern, Unruhe, Nervosität
- Schlafstörungen
- Konzentrationsstörungen

Weiterhin bin ich nach meinen Beobachtungen davon überzeugt, daß Amalgam eine maßgebliche Rolle bei folgenden schwerwiegenden Erkrankungen spielt:

- Multiple Sklerose (ich habe in meiner Praxis noch keinen MS-Patienten ohne eine Amalgamintoxikation gesehen)
- Amyotrophe Lateralsklerose (eine fortschreitende Erkrankung des Rückenmarks)
- Morbus Crohn und Colitis ulcerosa (schwere Erkrankungen des Darms, zu den Autoimmunerkrankungen zählend)

Es ist unglaublich, daß es heute noch immer Ärzte und vor allem Zahnärzte gibt, die trotz dieser vielfältigen Risiken Amalgam weiterhin für ein wertvolles und vor allem unschädliches Material halten. Schwedische Wissenschaftler haben darüber hinaus herausgefunden, daß bei der Arbeit am

Bildschirm durch das Elektrofeld erhöht Quecksilber aus den Füllungen herausgelöst wird. Stellen Sie sich nun einen Jugendlichen vor, der seine gesamte Freizeit am Computer verbringt!

Denkbar wäre auch eine erhöhte Abgabe von Quecksilber bei Menschen, die mit dem Kopf ständig in der Nähe von Elektrogeräten stehen, sitzen oder liegen. Die Halogenlampe am Bett ist deshalb nicht nur wegen des erhöhten Elektrosmogs wahrscheinlich besonders gefährlich.

Die Firma Degussa, früher in Deutschland der führende Amalgamhersteller, hat die Produktion eingestellt, da sie Regreßansprüche von Amalgamgeschädigten befürchtet. Das sollte zum Nachdenken Anlaß geben, denn welche Firma verzichtet freiwillig auf Umsatz und Gewinn?

Zum Schluß noch eine für Sie wahrscheinlich nicht so leicht nachvollziehbare Aussage. Sie beruht auf Erfahrungen aus meiner Praxis und deckt sich mit dem sogenannten Arzneimittelbild der Homöopathie.

• Blauäugige sind durch Amalgam relativ mehr gefährdet als Braunäugige.

Dies beruht auf der Konstitution von Menschen mit hellblauer, graublauer, strahlendblauer bis grünlicher Iris, die eine erhöhte Veranlagung zu lymphatischen Problemen haben.

Grundsätzlich gilt:

• Je mehr verschiedene Metalle Sie im Mund haben, besonders unedle und edle zusammen, desto höher kann die Schädigung sein.

• Amalgamfüllungen dürfen *nie* direkt neben einer Goldfüllung oder Goldkrone sitzen. Das ergibt nämlich eine Art Dauerbatterie.

• Wenn Ihr Zahnarzt in Ihr Gebiß eine neue Krone o. ä. eingliedern will, muß er Sie darauf hinweisen, daß benachbarte Amalgamfüllungen entfernt werden müssen. Leider ist das manchem Zahnarzt noch immer nicht bekannt!

• Amalgamfüllungen entfalten eine besonders giftige Wirkung, wenn sie an der hinteren Fläche eines Weisheitszahns angebracht sind, weil sie dann noch zusätzlich Kontakt zur Schleimhaut haben. Eine Erklärung liefern uns die Akupunkturlehre und das Wissen um die Resonanzketten: Hinter dem Weisheitszahn (Fachwort Retromolargebiet) befindet sich eine Art energetisches Zentrum mit erheblichen Fernwirkungen. Das giftige Füllmaterial wirkt dann wie eine Energiebremse.

Der Störsender im Kopf

Alles, was in der Nähe des Gehirns, also im Bereich des Kopfes, passiert, wird vom Menschen als besonders unangenehm empfunden. Denken Sie an Ihre letzte Sitzung beim Zahnarzt, bei der er im Oberkiefer bohren mußte. Das Dröhnen und Rütteln hat Sie mit großer Wahrscheinlichkeit mehr belästigt als bei einer früheren Behandlung des Unterkiefers. Das hängt mit der direkten Überleitung zum knöchernen Hirnschädel zusammen.

Sämtliche Prozesse im Gehirn beruhen grundsätzlich auf dem Funktionieren elektrischer Reize, die sich zwischen den einzelnen Bestandteilen des Gehirns abspielen. Zugegeben, das ist etwas sehr vereinfacht, aber für unsere jetzigen Betrachtungen reicht das aus.

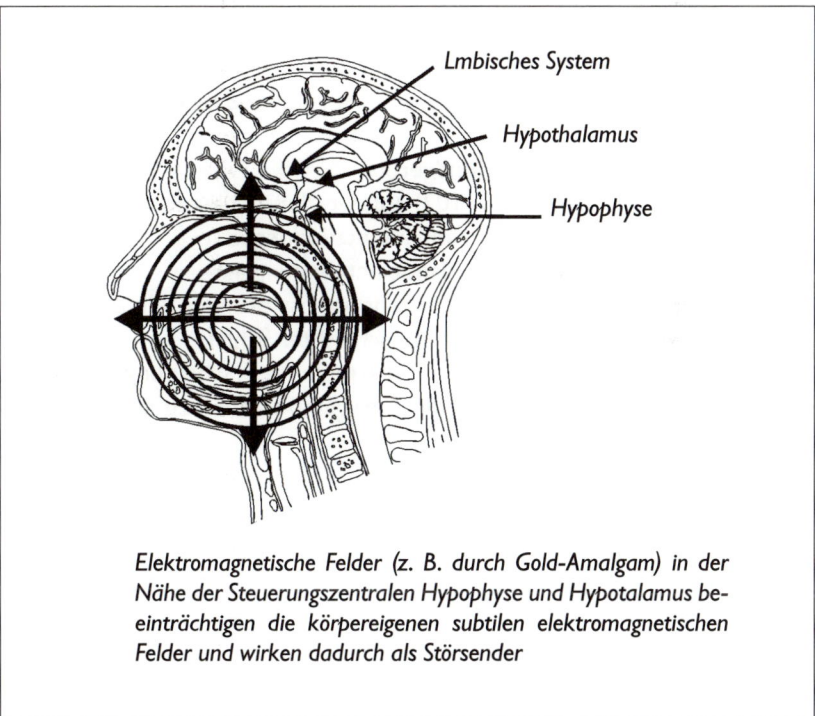

Lmbisches System

Hypothalamus

Hypophyse

Elektromagnetische Felder (z. B. durch Gold-Amalgam) in der Nähe der Steuerungszentralen Hypophyse und Hypotalamus beeinträchtigen die körpereigenen subtilen elektromagnetischen Felder und wirken dadurch als Störsender

Abb. 6 Störsender im Kopf

Sind in der Nähe dieser äußerst feinen Ströme, die im Gehirn fließen, ständig andere, stärkere Stromquellen vorhanden, dann muß das zu Überlagerungen und Störungen in den physiologischen Abläufen führen. Das ist etwa vergleichbar mit den früheren Gebräuchen im kalten Krieg, als die eine Seite jeweils versuchte, die Rundfunkprogramme der anderen Seite mit Störfrequenzen derart zu verändern, daß man den Inhalt nicht verstehen konnte.

Welche Symptome können ein Hinweis auf eine Amalgambelastung sein?

Es gibt eine Reihe von Symptomen, die auf eine Amalgambelastung oder Amalgamunverträglichkeit hindeuten können. Diese Anzeichen sind bei gleichzeitiger Anwesenheit von anderen Metallen, ganz besonders Gold, noch verstärkt, da es dann zu einer Mundbatterie kommt.
- Metallischer Geschmack, besonders wenn dieser nach einer neuen Amalgamfüllung lange anhält
- Leichte Stromschläge im Mund, wenn Sie gefüllte Zähne mit dem Eßbesteck berühren
- Süßlich-faulig-metallischer Mundgeruch
- Häufige Aphthen (siehe Seite 102) auf der Mundschleimhaut
- Ständig wiederkehrende Schleimhautentzündungen
- Häufige Heiserkeit, Hals- und Mandelentzündungen
- Möglich, aber nicht zwingend: Konzentrationsstörungen, Unfähigkeit zur Verfolgung eines klaren Gedankens, schlechter Schlaf

Schwierig wird es immer dann, wenn sich mehrere Erscheinungsbilder vermischen. Das bedeutet, daß sich die Amalgambelastung zu anderen Symptomen hinzuaddiert.

Das Arzneimittelbild Mercurius solubilis (Quecksilber) in der Homöopathie

Die Geschichte und Entwicklung der Homöopathie ist eng mit dem Mut vieler Ärzte verbunden, die sich freiwillig Arzneimittelprüfungen unterzogen haben. Um das Wirkprinzip der Homöopathie zu untermauern (siehe dazu *Anwendungsgebiete der Homöopathie in der Biologischen Zahnheilkunde*), nahmen sie Gifte in geringer Dosis ein und notierten sämtliche bei ihnen auftretenden Erscheinungsbilder körperlicher, seelischer und geistiger Art. Aus der Vielzahl der gesammelten Aufzeichnungen wurden die Repertorien erstellt, die eine Art Symptomenkatalog darstellen.

In diesem Symptomenkatalog kann der Homöopath nachschlagen (inzwischen haben Computer die Arbeit etwas erleichtert), um beispielsweise die Notwendigkeit der Verordnung des homöopathischen Präparats Mercurius solubilis (Quecksilber) nachzulesen. Hier finden wir eine Reihe interessanter Hinweise. Die wichtigsten sind:

- Schlechter, fauliger Mundgeruch
- Starker Speichelfluß, zäh und schmierig
- Lymphknotenschwellungen
- Empfindlichkeit gegen kalte Luft
- Zahneindrücke an den Seiten der Zunge
- Zungenbelag
- Übelriechende Nachtschweiße
- Teilweise Furunkel und eitrige Prozesse der Haut

Wie kann eine Amalgambelastung getestet werden?

Es gibt eine Reihe von Möglichkeiten der Überprüfung, die ich in Kurzform auflisten möchte:

- Die einfachste Testung ist der Epikutantest. Dabei werden die betreffenden Stoffe in kleinen Mengen auf die Haut aufgetragen, mit einem Pflaster abgedeckt, und nach einer bestimmten Zeit wird die Hautreaktion überprüft. Hat sich mindestens eine Rötung ausgebildet, so besteht die Wahrscheinlichkeit einer Allergie. Diese Methode ist aber nicht immer zufriedenstellend. Ja, manchmal kann sie auch verschlimmernd wirken.

Ein Fall aus der Praxis

Frau Gundula S. hatte eine große Anzahl von Amalgamfüllungen. Nachdem diese sorgfältig unter Anlegen von Kofferdam (siehe Seite 39) entfernt worden waren und das Amalgam mit homöopathischen Mitteln weitgehend aus dem Körper ausgeleitet war, ging es um die Frage der Übernahme durch die Versicherung. Diese erklärte sich bereit, Kosten zu übernehmen, wenn eine Quecksilberallergie vorliege. Ohne mein Wissen ließ die Patientin einen Epikutantest durchführen. Entweder war die Probe zu stark oder wirkte zu lange ein, auf jeden Fall kam es bei der Patientin zu starken Reaktionen mit Durchfall und Übelkeit. Mit erneut ausgetesteten Homöopathika besserte sich dann diese unerfreuliche Antwort des Körpers wieder.

- Speicheltest (Kaugummitest). Eine Speichelprobe vor und eine Speichelprobe nach dem Kauen eines Kaugummis werden an ein Speziallabor zur Untersuchung eingesandt. Weichen die Werte der zweiten Probe von einem Standardwert stark nach oben ab, ist dies ein Hinweis auf erhöhte Abgabe von Füllungsbestandteilen in den Speichel.
- Redemtest. Dieses Testverfahren benötigt ebenfalls Speichel als Untersuchungsmedium. In einem Labor werden die Reaktionen des Speichels getestet.
- DMPS-Test (am besten nach der Amalgamentfernung). Eine Urinprobe vor und eine zweite Urinprobe nach einer intravenösen Injektion von DMPS werden benötigt. Dieses Mittel scheidet Schwermetalle aus, die im Urin gemessen werden können. Die Werte werden mit den Standardwerten verglichen. Diese Methode ist eine rein schulmedizinische Maßnahme, der ich etwas skeptisch gegenüberstehe, da sie unterschiedslos sämtliche Schwermetalle, auch die biologisch wichtigen, herauslöst. Bei vielen Patienten gibt es starke Reaktionen.

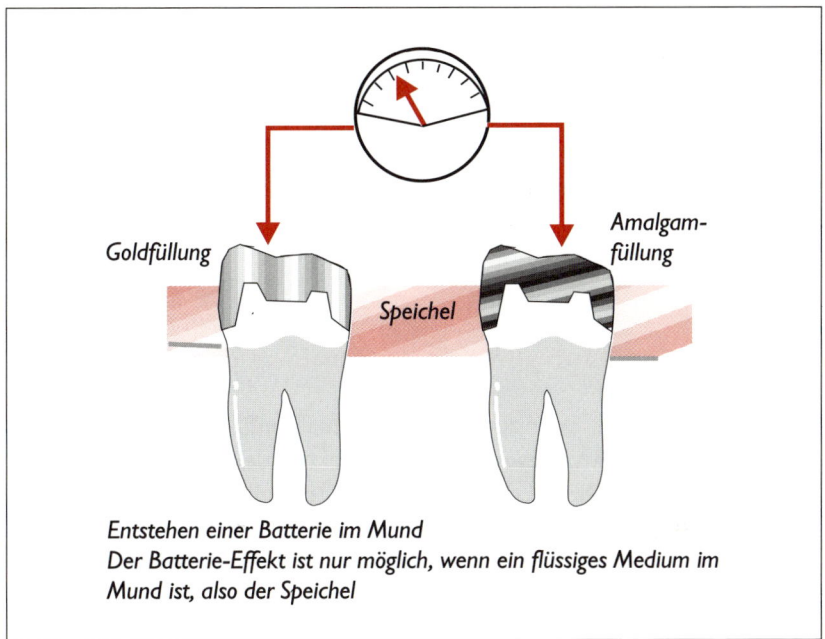

Goldfüllung

Amalgam-
füllung

Speichel

Entstehen einer Batterie im Mund
Der Batterie-Effekt ist nur möglich, wenn ein flüssiges Medium im
Mund ist, also der Speichel

Abb. 7 Spannungsmeßgerät

- Strom-Spannungs-Messung im Mund. Mit geeigneten Geräten lassen sich die zwischen Amalgam und anderen Metallen bestehenden Stromwerte und Spannungen messen. Sind die Werte höher als physiologisch zulässig, ist das ein Hinweis dafür, daß Quecksilber als das unedlere Metall in Lösung geht. Über eine Höhe der Belastung läßt sich damit nichts aussagen, aber als Verdachtsmoment ist diese Messung sehr wichtig. Neue Geräte wie das der Gießener Firma Eidam Medizin-Technik geben zusätzlich akustische Warntöne ab, die sich an der Höhe des gemessenen Werts orientieren und für den Patienten sehr eindrucksvoll sind.
- Elektroakupunktur nach Voll. Damit ist die Quecksilberbelastung auch der einzelnen Organe prüfbar.
- VEGAtestverfahren (Vegetativer Reflextest) nach Schimmel. Dieses modernere Elektroakupunkturverfahren bietet einmal die Möglichkeit der generellen Belastungstestung. Zusätzlich habe ich die Möglichkeit entwickelt, eine Aussage über die Höhe der Belastung zu treffen. Das hat den großen Vorteil, daß ich dem Patienten bei jeder Sitzung bzw. bei je-

der Nachtestung sagen kann, inwieweit die Belastung zurückgegangen ist. Weiterhin ist die Belastung der Hauptorgane testbar.

Ein Problem gibt es noch für Sie als Patient zu meistern: Jeder Anwender eines der verschiedenen Verfahren wird immer behaupten, daß seine Methode die einzig gute und genaue sei. Damit müssen Sie – leider – leben. Warum sollte es bei den Medizinern anders zugehen als bei den Nichtmedizinern?

Verhaltensmaßregeln bei Amalgam im Mund

Falls Sie noch wenige oder auch mehrere Amalgamfüllungen im Mund haben und beabsichtigen, dieses Material in Kürze oder später entfernen zu lassen, sollten Sie während dieser Übergangszeit unbedingt folgende Maßnahmen beherzigen:

• Vermeiden Sie längeres Kaugummikauen, da dadurch Amalgampartikel herausgelöst werden.

• Seien Sie zurückhaltend bei Essig, Zitronensaft und allen anderen Sauren. Durch die Säure wird das Mundmilieu aggressiver. Die Folge: noch mehr Quecksilber im Speichel und damit auch im Darm. Aus demselben Grund sollten Sie ein Übermaß an kohlensäurehaltigen Getränken wie Sprudel meiden und sich auch bei Sekt oder Champagner zurückhalten.

• Zucker und sämtliche Süßigkeiten führen zu einer vorübergehenden Übersäuerung des Speichels, deren Dauer von Patient zu Patient verschieden ist. In dieser Phase werden ebenfalls erhöht Quecksilber und andere Bestandteile des Amalgams herausgelöst.

Mit diesen Vorsichtsmaßnahmen können Sie die Zeit bis zur völligen Entfernung des Amalgams überbrücken.

Was ist beim Entfernen des Amalgams zu beachten?

Es ist nicht einfach damit getan, das Amalgam aus den Zähnen herauszubohren. Sprechen Sie mit Ihrem Zahnarzt darüber, welche Schutzvorkehrungen bei dieser Maßnahme getroffen werden sollten:

- Anlegen von Kofferdam. Dies ist ein dünnes Gummispanntuch, das über den Zahn oder die Zähne gezogen wird. Es verhindert das Einatmen der Quecksilberdämpfe, die beim Herausbohren entstehen, und das Verschlucken von Amalgampartikeln.
- Alternativ: Spezielle Absaugkanülen, die direkt über den Zahn gesetzt werden
- Ausreichende Kühlung mit einem Wasserspray, damit das Metall nicht zu heiß wird und damit die Pulpa (Zahnnerv) schädigt
- Es sollten nie zu viele Amalgamfüllungen auf einmal entfernt werden. Im Normalfall kann man sagen: Im Wochen- bis Vierzehntagerhythmus je eine Seite eines Kiefers.
- Ganz wichtig: Wenn das Amalgam ein krankheitsverursachender Faktor ist, darf im Anschluß an die Entfernung nie sofort das endgültige Metall, z. B. Gold, verwendet werden, da sonst die Gefahr erneuter Symptome droht. Es sollte zuerst immer als Zwischenlösung Zement oder, wenn nicht anders möglich, auch Kunststoff gewählt werden. Eine definitive Versorgung ist erst dann vorzunehmen, wenn das gesamte Quecksilber aus dem Organismus ausgeleitet ist.

Neben der Ausleitung (siehe unter *Amalgam – Ist eine Entgiftung notwendig?*) ist während der Zeit der Entfernung des Amalgams eine ausreichende Flüssigkeitszufuhr unerläßlich. Für diese Zwecke hat sich stilles Wasser ohne Kohlensäure bewährt. Nur stille Wässer sind in der Lage, die im Körper gelösten Gifte aufzunehmen, abzutransportieren und über die Nieren auszuscheiden. Der Natriumgehalt sollte möglichst unter 1 Gramm pro Liter liegen. Zuviel Natrium bindet ausgerechnet Wasser im Körper, das dann nicht zur Ausschwemmung zur Verfügung steht. Ungeeignet sind:

- Fruchtsäfte
- Malzbier
- Zuckerhaltige Limonaden und Cola-Getränke
- Zuviel Milch
- Gesüßte Tees
- Sämtliche Light-Getränke

Alternativen zum Amalgam

Im Grunde hat sich das Amalgam als Füllmaterial nur deswegen so lange halten können, weil es keine geeignete Alternative gab oder gibt, die ähnlich preisgünstig und leicht zu verarbeiten war. Das einzige Material, das dem Amalgam in jeder Hinsicht überlegen ist, ist das Gold. Es hat allerdings einen entscheidenden Nachteil: Es ist wegen des hohen Aufwands in der Praxis und im zahntechnischen Labor wesentlich teurer.

Wenn von Alternativen die Rede ist, sollten folgende Bedingungen gewährleistet sein:

- Das Material sollte ähnlich haltbar und belastbar wie Amalgam sein.
- Die umliegenden Schleimhäute dürfen nicht gereizt werden.
- Das Material sollte möglichst wenig Fremdstoffe in den Körper abgeben.
- Es sollte keine Reaktionen mit irgendwelchen Nahrungsmitteln eingehen.
- Wenn möglich, sollte es auch preislich erschwinglich sein.

Ich gebe es nur ungern zu, aber es gibt noch keinen Ersatz für Amalgam, der all diese Anforderungen erfüllt. Welche Materialien kommen nun überhaupt in Frage:

- Zement. Es gibt eine Reihe verschiedener Zemente wie Steinzement, Phosphatzement, Carboxylatzement und Glasionomerzement. Insgesamt sind sie jedoch kein Dauerersatz für das Amalgam, sondern stellen nur eine Übergangslösung dar. Je kleiner die Füllung, desto eher und länger wird sie halten. Je größer die Füllung, desto höher ist die Gefahr, daß sie einmal herausbricht.
- Kunststoffe. Generell ist zwischen zwei Anwendungen zu unterscheiden. Im einen Fall wird das Präparat direkt in den zu füllenden Zahn eingebracht. Entweder sind es zwei verschiedene Komponenten (so wie bei manchen im Haus verwendeten Klebern), die, miteinander vermischt, hart werden. Oder die Kunststoffe, die in plastischer Form vorliegen, werden mit einer Kaltlichtlampe ausgehärtet. Beim Legen der Füllungen muß sehr genau gearbeitet werden, damit der Rand gut abschließt. Um das zu gewährleisten und auch die Haftung der Füllung zu optimieren, wird eine Säureätztechnik angewandt. Dadurch werden kleine »Grübchen« aus dem Schmelz herausgeätzt, wodurch sich der Halt der Füllung verbessert.
- Die andere Möglichkeit ist ein sogenanntes Kunststoffinlay, das nach einem Abdruck vom Zahntechniker erstellt und vom Zahnarzt in den Zahn eingesetzt wird.

- Bei sämtlichen Kunststofffüllungen ist eines unerläßlich: eine ausreichende und gründliche Unterfüllung. Kunststoffe haben nämlich eine »giftige« Wirkung auf die Zahnpulpa. Der Nerv kann dann absterben bzw. mit akuten Schmerzen unliebsam auf sich aufmerksam machen. Die Unsicherheitskomponente beim Kunststoff ist, daß wir noch zuwenig Langzeiterfahrung darüber haben, inwieweit die Bestandteile des Kunststoffs biologisch verträglich sind.
- Keramikinlays. Dies ist mit Abstand die ästhetisch befriedigendste Lösung. Wo vorher alles schwarz und grau war, glänzt und strahlt es danach wie neu. Ein dentaler Jungbrunnen also. Abgesehen vom Preis hat die Sache aber zwei Haken. Einmal müssen diese Porzellaninlays, die ebenfalls im zahntechnischen Labor auf einem Modell des Zahns hergestellt werden, mit einem Kunststoffkleber eingesetzt werden, dessen biologische Auswirkungen noch nicht in aller Klarheit bekannt sind. Zum zweiten besteht die Gefahr, daß durch den zuvor erfolgten Säure-Ätz-Prozeß bei Unvorsichtigkeiten des Zahnarztes der Zahn stark gereizt wird. Eine Hilfe ist dann nur schwer möglich.
- Goldfüllungen, auch Inlays oder Onlays genannt. Diese sicherste und biologisch beste Methode hat sich seit vielen, vielen Jahren bewährt. Der zeitliche und finanzielle Aufwand ist relativ hoch, wobei das Gold selbst vom Preis her nicht so entscheidend ins Gewicht fällt. Nach einem genauen Abdruck vom präparierten Zahn wird die Goldfüllung im Labor hergestellt und dann vom Zahnarzt mit Zement befestigt. Ist der Sitz des Goldinlays präzise und liegt eine gute Mundhygiene vor, so haben diese Füllungen eine relativ hohe Lebensdauer. Gold ist auch von der Härte her dem menschlichen Schmelz sehr ähnlich. Nun gibt es aber häufig, besonders von seiten des weiblichen Geschlechts, ein Argument gegen Goldfüllungen: die Sorge, daß man das Gold blinken und glänzen sieht. Dem kann man entgegenhalten: Man nimmt es ja nur noch für die Backenzähne, auf die Ihnen, sofern Ihr Konterfei nicht gerade für Zahnpasta, Fertigsuppen oder sonstige Produkte Werbung macht, niemand schaut. Und Ihre häßlichen schwarzen Amalgamfüllungen waren Ihnen doch auch nicht peinlich! Ganz besonders wichtig ist die Wahl der richtigen Goldsorte (siehe dazu *Gold im Mund – Patient gesund?*).
- Kronen. Näheres zu diesem Thema siehe unter *Gold im Mund – Patient gesund?*.

Abschließend mag noch eine Beobachtung aus meiner früheren Praxis für Sie interessant sein: Ich habe viele ältere Patienten gesehen, die auch im fortgeschrittenen Alter noch ein befriedigendes, gut bezahntes Gebiß mit Goldfüllungen hatten. Bei Amalgamfüllungen habe ich das fast nie beobachtet. Das mag subjektiv eingefärbt oder durch die Struktur meiner Praxis bedingt sein. Vielleicht aber können andere Zahnärzte dies bestätigen.

Ist eine Entgiftung notwendig?

In der Regel können Sie folgendes annehmen:
- Je länger das Amalgam im Mund ist und je größer die Anzahl und das Ausmaß der Füllungen sind, desto größer ist aller Wahrscheinlichkeit nach die Menge an Quecksilber, die bereits in den Körper freigesetzt wurde.

Es reicht daher nicht, allein das Amalgam aus den Zähnen zu entfernen, sondern zugleich muß das abgegebene Quecksilber als Hauptfaktor aus dem Körper ausgeleitet werden. Nun gibt es eine Reihe verschiedener Verfahren, und jeder Arzt, Zahnarzt oder Heilpraktiker ist natürlich felsenfest davon überzeugt, daß er das »Therapie«-Ei des Kolumbus gefunden hat. Einige arbeiten mit DMPS (siehe oben), einem Mittel, dem ich skeptisch gegenüberstehe, da es sämtliche Schwermetalle ausleitet. Ich gestehe ganz offen: Ich selbst möchte es nicht einnehmen. Andere arbeiten mit Zink und Selen.

Für mich sind das Befinden des Patienten nach der Amalgamentfernung und das Verschwinden von Symptomen, die offenbar mit dem Amalgam in Verbindung gebracht werden können, entscheidend. Dazu einige Äußerungen von Patienten:
- Ich habe das Gefühl, als sei mir eine Last von den Schultern genommen.
- Meine Stimme klingt wieder besser, und ich bin nicht mehr so heiser.
- Mein Kopf ist endlich frei, und ich kann wieder klare Gedanken fassen.
- Mein Schlaf ist erheblich besser geworden.
- Meine große Anfälligkeit für Infekte im Rachen und im Hals ist verschwunden.

Ich möchte und kann Ihnen daher nur die Tips für eine Entgiftung, Ausschwemmung oder Ausleitung an die Hand geben, die sich in meiner Praxis bewährt haben:
- Kombination von Antitox, Phönohepan und Solidago der Firma Phönix. Hierbei handelt es sich um drei sogenannte spagyrische Kombinationsmittel, die man zwei- bis dreimal täglich einnimmt.

- Arkanoplex 1, Arkanoplex 2, Arkanoplex 4 und Arkanoplex 14 der Firma Kairos Remedia. Hierbei handelt es sich um vier Komplexhomöopathika, in denen u. a. Cuprum D 10 (Arkanoplex 1, Nierenmittel), Mercurius sol. D 12 (Arkanoplex 2, Lymphmittel und homöopathisches Antidot für Quecksilber), Stannum D 10 (Arkanoplex 4, Lebermittel) und Selenium D 10 (Arkanoplex 14, Mittel für Rachen und Hals) enthalten sind.
  Diese Mittel sind sehr wirksam. Daher empfehle ich folgendes Vorgehen: Nehmen Sie ungefähr drei Tage vor Beginn der Entfernung des Amalgams zweimal täglich je 1 Tropfen ein, am besten in einem großen Glas stillem Wasser, und belassen Sie jeden Schluck etwas im Mund. Nach vier Tagen können Sie auf zweimal täglich je 2 Tropfen steigern, nach weiteren vier Tagen wiederum um je 1 Tropfen bis auf maximal je zweimal täglich 10 Tropfen. Diese Behandlung sollte bis etwa vier Wochen nach der Entfernung der letzten Amalgamfüllung fortgesetzt werden. Danach kommen die Patienten in der Regel zu einem Nachtest, damit ich die noch vorhandene Belastung überprüfen und gegebenenfalls die Heilmittel mit der Elektroakupunktur (VEGAtest) neu austesten kann.
- Bei starken Belastungen lasse ich zusätzlich Kombinationspräparate einnehmen, in denen Selen, Vitamin A, Vitamin C und Vitamin E enthalten sind. Diese Kombination gilt auch als sogenannter Radikalenfänger, der unerwünschte Molekülbruchteile, die unter Umständen krebsfördernd sein können, aus dem Körper entfernt. Dosis: 1 Kapsel zum Essen.
- Ein weiteres Zusatzpräparat halte ich für ausgezeichnet: Spirusana plus der Firma Sanatur. Es wird aus Mikroalgen hergestellt und enthält Chlorophyll und biologisches Selen. Dosis: Zweimal täglich 3 Tabletten. Ähnliche Mittel werden aber auch von anderen Firmen angeboten. Am besten ist es, wenn Sie sich von Ihrem Apotheker beraten lassen.
- Unerläßlich für eine gründliche Ausleitung ist eine ausreichende Flüssigkeitszufuhr – eine Tatsache, die gar nicht deutlich genug hervorgehoben werden kann. Wie soll Ihr Körper den ganzen »Müll« abgeben, wenn er kein Wasser dafür zur Verfügung gestellt bekommt? Je nach Körpergröße und Gewicht sollen zwischen 1 1/2 und 2 Liter stilles Wasser täglich getrunken werden.

Einige Fälle aus der Praxis

Damit das Ganze für Sie nachvollziehbarer wird, gebe ich Ihnen einige Beispiele aus meiner Praxis, wobei natürlich die Namen der Patienten geändert wurden.

Friederike E. ist eine rüstige 70jährige mit fröhlichen, strahlend blauen Augen. In der letzten Zeit treten häufig Ohnmachtsanfälle auf, für die sie keine Erklärung hat. Ferner verspürt sie oft einen unregelmäßigen Puls. Sie beschließt, sich in einer Universitätsklinik gründlich untersuchen zu lassen. Zu ihrer Enttäuschung findet man jedoch keinen plausiblen Grund für ihre Schwäche und entläßt sie unverrichteter Dinge. Eine Ärztin, die sich mit Naturheilkunde befaßt, schickt die Patientin zu mir. Neben drei Goldkronen (zum Teil aus Spargold) hatte sie zwei tote Zähne und drei Amalgamfüllungen im Mund. Aber diese drei Füllungen hatten es in sich. Die Messung zwischen Amalgam und Gold ergab extrem starke Werte. Ich erklärte ihr das Prinzip des Störsenders, der für ihre dubiosen Ohnmachtsanfälle ursächlich sein könnte. Mit einer Ausleitungstherapie wie oben beschrieben und der Anweisung, sich die Amalgamfüllungen entfernen zu lassen, entließ ich die Patientin.
Sieben Wochen später kam sie wieder: Es ging ihr viel besser, und sie hatte ein zusehends wohleres Gefühl, wie sie sich ausdrückte. Der Puls hatte sich beruhigt, und seit der Entfernung des Amalgams waren keine Ohnmachtsanfälle mehr aufgetreten. Ihre Augen strahlten jetzt noch fröhlicher.

Andrea M. ist 15 Jahre alt und leidet häufig unter Kopfschmerzen. Diese Beschwerden sind oft so ausgeprägt, daß es ihr schwerfällt, in der Schule aufzupassen bzw. ihre Hausaufgaben konzentriert zu erledigen. Der Vater, berufsmäßig mit Technik gut vertraut, will den Dingen auf den Grund gehen. Untersuchungen seiner Tochter bei einem Neurologen, Röntgenaufnahmen und eine Magnetresonanzuntersuchung (Kernspin) ergeben keinen Anhaltspunkt für irgendeinen krankhaften Prozeß im Gehirn. Nachdem das Mädchen die gesamte Palette schulmedizinischer Untersuchungen ergebnis- und erfolglos hinter sich hat, überweist es der behandelnde Zahnarzt an mich.

Bei der Untersuchung zeigen sich eine Reihe von Amalgamfüllungen im Ober- und Unterkiefer. Das Ergebnis des VEGAtests deutet auf eine stärkere Amalgambelastung hin. Unter der Einnahme homöopathischer Mittel werden die Amalgamfüllungen durch den Zahnarzt entfernt. Die Kopfschmerzen lösen sich danach in nichts auf.

Gerda K., 51 Jahre, klagt über häufige Halsinfekte. Ein Problem drückt sie ganz besonders: Sie steht auf der Bühne, ist also berufsmäßig auf ihre Stimme angewiesen und hat seit einiger Zeit das unangenehme Gefühl, als ob die Stimme ständig »belegt« sei. Zudem müsse sie sich häufig räuspern. Ihr Gebiß wies eine Reihe von Amalgamfüllungen und zusätzlich Goldinlays auf. Die Messung im Mund ergab eine außerordentlich starke Mundbatterie. Bereits mit Beginn der Einnahme der homöopathischen Mittel besserten sich ihre Halsbeschwerden. Und als dann die Amalgamfüllungen entfernt waren, sagte sie ganz glücklich, daß nun alle Symptome verschwunden seien und sie zudem wieder das Gefühl habe, einen klaren Kopf zu besitzen.

Werner M., 55 Jahre, ist leitender Angestellter in einer großen Firma. Er treibt viel Sport und macht einen gesunden Eindruck. Ein großes Problem bereitet ihm allerdings Sorgen: er schläft sehr schlecht und fühlt sich daher am Tag nicht immer fit. Auch bei ihm finden sich Gold und Amalgam zusammen im Mund. Der Zahnarzt, einer meiner vielen Kursteilnehmer, entfernt das Amalgam. Eine Ausleitung wird parallel dazu durchgeführt. Bei der zweiten Sitzung gibt der Patient an, daß er jetzt endlich wieder so gut ein- und durchschlafen könne wie früher.

Besteht ein Zusammenhang zwischen Amalgam und Tinnitus

Es ist irgendwie merkwürdig. Ein neues Symptom tritt auf, das vor rund 20 Jahren in dieser Häufigkeit noch nicht vorhanden war. Immer mehr Menschen leiden unter lästigen Ohrgeräuschen oder Tinnitus. Die Stärke variiert von leise bis laut, die Tonhöhe von tief bis meistens hoch. Inzwischen gibt es sogar eine Tinnitus-Liga, die sich dieser Problematik annimmt und nach Behandlungsmöglichkeiten sucht (Adresse siehe *Anhang*).

Sie werden sich fragen, was Tinnitus und Amalgam miteinander zu tun haben können. Im Grunde gibt es einen möglichen Zusammenhang, auf den leider viel zuwenig hingewiesen wird; von seiten der meisten Hals-Nasen-Ohren-Ärzte sowieso nicht, da sie dem Gesamtkomplex Tinnitus eher hilflos gegenüberstehen. Dieser Zusammenhang ergibt sich aus der Kenntnis der zwölf chinesischen Akupunkturmeridiane. Einer davon ist der Dünndarmmeridian. Er beginnt auf beiden Körperseiten am Kleinfinger, verläuft über den Arm, die Schulter, den Hals bis zum Kopf. Hier endet er im Innenohr.

Genau da beginnt meine Gedankenkette. Alles, was dem Dünndarm schadet, ist somit auch schädlich für das Innenohr, die Gehörschnecke und den Hörnerv. Das kann eine Salmonelleninfektion in der Vorgeschichte ebenso sein wie die Dauerbelastung des Dünndarmmilieus durch den »Sondermüll« aus dem Gebiß. Daher gehört zu jeder Fragestellung nach den Ursachen von Tinnitus auch die Prüfung auf eine Amalgambelastung.

• Je höher der Belastungswert, desto größer die Möglichkeit einer Mitverursachung durch Amalgam über die Schädigung der Dünndarmschleimhaut.

Insgesamt gesehen stellt das Thema Tinnitus ein unglaublich komplexes Geschehen dar. Die Ursachen können von toxischen Belastungen über Streßfaktoren bis hin zu psychogenen Einflüssen reichen. Etwas überspitzt könnte man sagen:

• Wer stets vor dem Notwendigen die Ohren verschließt und nicht hinhören will, bekommt irgendwann vom Schicksal eine handfeste Dauerwarnung präsentiert, die nicht mehr überhörbar ist. Amalgam wäre dann nur eine Komponente, die Beihilfe zu einem Krankheitsbild leistet.

Sie werden das vielleicht als eine esoterische Gedankenspielerei abtun. Wer etwas kritischer ist, vermag jedoch darin so etwas wie eine Sinnhaftigkeit zu entdecken. Sie ist für den Betroffenen allerdings unbequem, da er bei einer Einsicht zu Wendungen in seinem Leben gezwungen werden könnte. Und wer verläßt schon gern eingefahrene Wege?

Klärende Worte: Amalgam – für alles und jedes verantwortlich?

Eines möchte ich aber trotz der bislang zitierten negativen Aspekte ganz deutlich hervorheben:

* Amalgam ist nicht für alle Menschen schädlich.
* Kleine Amalgamfüllungen sind kein Grund zur Hysterie.
* Ältere Amalgamfüllungen sind nicht mehr so schädlich.
* Oft ist es nicht das Amalgam allein, sondern es liegen noch eine Reihe anderer den Patienten belastender Faktoren vor, die in ihrer Gesamtheit das Krankheitsbild ausmachen.

Leider, auch das muß einmal in aller Deutlichkeit gesagt werden, springen eine Reihe von Patienten auf diesen »Amalgamzug« und machen das Amalgam für all ihre Symptome, Wehwehchen und Befindlichkeitsstörungen allein verantwortlich. Sie wollen nun die Zahnärzte und Krankenkassen für ihre eigenen Versäumnisse und ihr eigenes Fehlverhalten zur Rechenschaft ziehen. Diese Patienten fangen nie bei sich an. Wer

* pro Tag 20–40 Zigaretten raucht
* verschiedene Medikamente mit Nebenwirkungen einnimmt
* Süßigkeiten jeglicher Art in großen Mengen konsumiert und sich morgens die Marmelade fingerdick auf das Weißbrot streicht
* Zähneputzen, besonders vor dem Schlafengehen, für eine überflüssige Tätigkeit hält

der kann nicht erwarten, daß ihm allein durch das Entfernen des Amalgams geholfen wird. Etwas Eigeninitiative und der Wille, für seine Gesundheit Verantwortung zu übernehmen, gehören mit dazu. Überdies wäre es ausgesprochen unsozial, die Solidargemeinschaft der Versicherten mit selbstverschuldeten Problemen allzu stark zur Kasse zu bitten.

Was sagt die Krankenkasse oder Versicherung zum Thema Amalgamentfernung?

Ein leidiges Problem ist die Kostenfrage schon. Bezahlt oder bezuschußt die Versicherung diese Behandlung? Leider ist die Handhabung nicht einheitlich.

Eines dürfte aber auch für Sie als Patient einzusehen sein: Würden in Deutschland bei sämtlichen Betroffenen die Amalgamfüllungen entfernt und womöglich gegen Gold ausgetauscht, dann wäre das Solidarsystem in kürzester Zeit restlos pleite, oder die Beiträge der Versicherten müßten auf nicht mehr tragbare Höhen gesteigert werden. Daher müssen Sie für Ihre Gesundheit zu einem gewissen Teil immer auch selbst aufkommen.

Auf der anderen Seite ist folgendes dagegenzuhalten:

Viele Krankenkassen und Versicherungen geben Unsummen aus für teilweise völlig überflüssige, unnötige, ja sogar schädigende Therapien. Und das nur, weil die Lobby der »wissenschaftlichen« Medizin enorm stark und der Glaube an die Allmacht der Technik noch immer ungebrochen ist. Geht es aber um Probleme, die nicht in das herkömmliche Raster passen und denen die sogenannte etablierte Medizin skeptisch oder ablehnend gegenübersteht, dann haben Sie es als Versicherter bei der Erstattung Ihrer Kosten schwer.

Eine Möglichkeit zur Anerkennung einer Amalgambelastung durch Krankenkassen oder Versicherungen besteht in einer Allergietestung bei einem zugelassenen Hautarzt. Stellt dieser durch den (leider sehr ungenauen) Hauttest fest, daß eine Amalgam- oder Quecksilberallergie besteht, haben Sie die Chance auf eine erhöhte Bezuschussung.

Ansonsten können Sie nur hoffen, daß Sie einen Joker mit einer einigermaßen verständnisvollen Versicherung gezogen haben. Ein kleiner Zuschuß ist doch immerhin auch etwas! Manchmal hilft ein hartnäckiger Schriftverkehr, der zu einer gewissen Erweichung der oft starren Haltung eines Sachbearbeiters führen kann. Weitere Tips über großzügige Krankenkassen oder Versicherungen kann ich Ihnen leider nicht geben.

Neue richterliche Urteile zum Thema Amalgam

Viele Zahnärzte halten das Amalgam, wie schon erwähnt, noch immer für ein bedenkenlos einzusetzendes Material. Die neue Rechtsprechung sieht das etwas eingeschränkter. Sie legt dem Zahnarzt die Verpflichtung auf, den Patienten über mögliche Nebenwirkungen dieses Materials aufzuklären. Das heißt: Wenn ein Patient auf Amalgamfüllungen besteht oder wenn der Zahnarzt ihm die Bedenken ausreden will, so sollten diese Vereinbarungen am besten schriftlich festgehalten werden. Nur so lassen sich spätere Streitigkeiten vermeiden.

Zahnfleisch und Kieferknochen

Gesundes Zahnfleisch – wie sollte es beschaffen sein?

Mit Sicherheit haben Sie sich schon einmal die Oberfläche einer Apfelsine angesehen und die feine Tüpfelung bewundert. So sollte Ihr Zahnfleisch aussehen, mit einem Unterschied natürlich: die Farbe sollte hellrosa sein. Ziehen Sie einmal vor dem Spiegel (ein vergrößernder Spiegel ist dafür noch besser) die Oberlippe nach oben, und begutachten Sie die Farbe und die Oberfläche des Zahnfleisches (die Zahnärzte verwenden den Fachausdruck Gingiva). Ist es rosa und getüpfelt, dann ist es gesund. Ist es dick, geschwollen und von einem dunkleren Rot – dann stimmt etwas nicht. Haben Sie in diesem Bereich Kronen, dann reizen eventuell die nicht ganz sauberen Kronenränder das Zahnfleisch. Oder Ihre Kronen bestehen aus einem weniger guten Material.

Wenn das Zahnfleisch blutet

Zahnfleischbluten kann bei jedem einmal vorkommen und ist nicht immer sofort ein besorgniserregendes Merkmal. Ist aber jeder Biß in einen Apfel mit einer Blutspur verbunden, dann ist es in der Tat ein Alarmzeichen. Für das Zahnfleisch und für den gesamten Körper!
Was können Sie selbst erst einmal tun?
• Versuchen Sie sämtliche Beläge durch intensives Putzen und Bürsten an den betroffenen Stellen zu entfernen, auch wenn das Zahnfleisch erst einmal verstärkt blutet (meistens wird es nach wenigen Versuchen besser). Putzrichtung: Immer von Rot nach Weiß, also vom Zahnfleisch zum Zahn hin.
• Verwenden Sie ein natürliches Mundwasser (z. B. Calendula Essenz von Weleda, Myrrha similiaplex von Pascoe, Vulpur von Pekana). Spülen Sie den Mund damit gründlich aus, und massieren Sie dann die betroffenen Stellen mit dem Finger von Rot nach Weiß.
• Besorgen Sie sich im Reformhaus oder in der Apotheke Vitamin C, am besten Acerola Taler (Firma Grandel, nicht synthetisch, sondern aus der

Acerola-Kirsche gewonnen). Morgens und abends nehmen Sie je 1/2 Taler ein.

- In den letzten Jahren kam eine Methode auf, die in vielen Zeitschriften propagiert wurde: das Mundspülen mit Sonnenblumenöl. Man bewegt das Öl etwa 15 Minuten im Mund hin und her, bis es richtig weiß ist und bitter schmeckt. Dann spuckt man es aus. Dabei sollen viele Gifte aus dem Mund entfernt werden. Besser als Sonnenblumenöl ist nach meiner Erfahrung das Calendula-Öl der Firma Nestmann, das sich wegen seiner weiteren Komponenten bei Entzündungen im Mund oder Prothesendruckstellen bewährt hat.
- Nehmen Sie möglichst keine Antibiotika ein.
- Eine Überprüfung auf Amalgambelastung kommt ebenfalls in Betracht.

Sollte sich nach einer derartigen Selbstbehandlung innerhalb von 14 Tagen keine Besserung einstellen, müssen Sie Ihren Zahnarzt konsultieren.

Was kann der Zahnarzt tun?

- Er wird erst einmal prüfen, ob ein mechanischer Reizfaktor vorliegt (schlecht sitzende Füllungen oder Kronen).
- Zweitens sucht er nach Zahnstein, der unter dem Zahnfleischsaum liegt und das Zahnfleisch ständig irritiert. Dieser Zahnstein (Fachwort: Konkremente) muß entfernt werden.

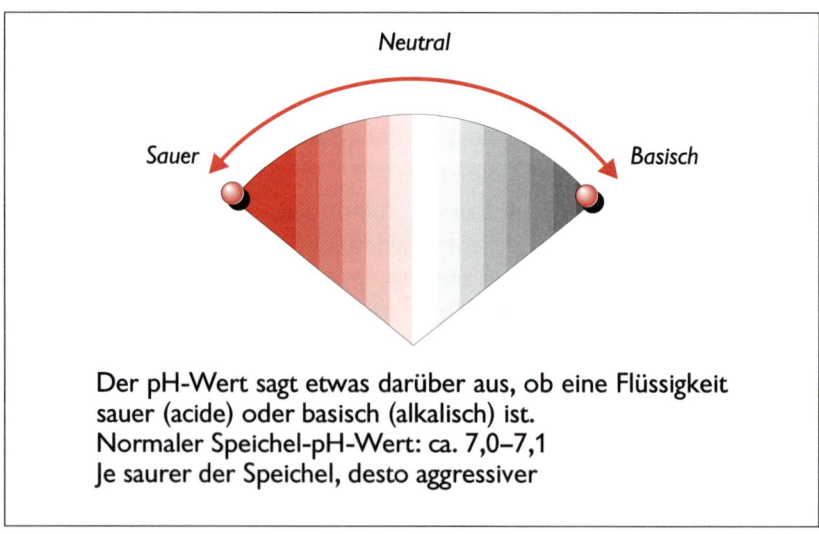

Der pH-Wert sagt etwas darüber aus, ob eine Flüssigkeit sauer (acide) oder basisch (alkalisch) ist.
Normaler Speichel-pH-Wert: ca. 7,0–7,1
Je saurer der Speichel, desto aggressiver

Abb. 8 Speichel-pH-Wert

- Drittens kann er mit einem kleinen Instrument, Curette genannt, die entzündlichen Bereiche reinigen, eine Curettage durchführen.
- Viertens sollte der Speichel auf seinen pH-Wert überprüft werden. Der pH-Wert gibt an, ob eine Flüssigkeit sauer, neutral oder alkalisch ist. Ist der Speichel zu sauer, dann liegt immer eine erhöhte Entzündungsbereitschaft vor. Abhilfe: Sämtliche zuckerhaltigen Nahrungsmittel und Getränke aus dem Speiseplan streichen. Zusätzlich können Sie mit einem Pulver (Basica oder Erbasit aus Apotheke oder Reformhaus) die Zähne und das Zahnfleisch putzen.
- Fünftens kommen auch sogenannte Spargoldlegierungen als Reizfaktor in Frage.
- Als letzte Möglichkeit steht Ihnen bei Erfolglosigkeit all dieser Maßnahmen ein Besuch bei Ihrem Hausarzt oder Internisten offen. Lassen Sie sich untersuchen, ob ein Mineralstoffmangel vorliegt.

Parodontose – unvermeidbares Schicksal?

Parodontose ist ein etwas verallgemeinernder Ausdruck für alles, was mit dem Rückgang von Zahnfleisch und Kieferknochen zu tun hat. Das Geschehen kann chronisch-schmerzlos oder ein entzündlich-schmerzhafter Zustand sein. Die Zähne werden dabei immer lockerer und länger, bis sie irgendwann gezogen werden müssen.

Besonders unschön ist dieser Zustand – das haben Sie sicher schon gesehen –, wenn die vorderen Zähne davon betroffen sind. Jedes Lächeln und erst recht das Lachen sind dann alles andere als attraktiv.

Das Schwinden des Zahnfleisches ist ein Prozeß, der sich über einen längeren Zeitraum erstreckt. Somit kann man auch nicht innerhalb von 14 Tagen helfen. Bei Parodontose ist grundsätzlich zu unterscheiden zwischen

- der lokalen, auf einen oder wenige Zähne beschränkten Form und
- der generalisierten Form, wenn alle Zähne betroffen sind.

Im ersten Fall müssen wir uns fragen, welche Organe mit diesen Zähnen zusammenhängen (siehe dazu *Zähne und der Rest des Körpers*). Es kann sein, daß ein krankes oder geschwächtes Organ Auswirkungen auf einen Zahnbereich hat. Betrachten wir dazu die eben erwähnten Frontzähne: Aus der Akupunkturlehre weiß man um den Zusammenhang zwischen den vorderen Zähnen und dem Nieren-Blasen-Meridian. Eine Nierenschwäche oder eine ständige Blasenentzündung kann sich demzufolge auch als Störfaktor im Zahnbereich auswirken.

Bei der generalisierten Form wird es etwas schwieriger. Folgende Faktoren kommen dafür in Betracht:

- Fehlernährung über einen längeren Zeitraum, so daß es dem Körper an Mineralien und Vitaminen mangelt (siehe auch *Ernährung und Biologische Zahnheilkunde*)
- Längere Fehlbelastung der Zähne durch falschen Zusammenbiß (Fachwort Okklusion)
- Eine Kombination aus beiden Einflüssen
- Die von derZahnmedizin so gern zitierten Bakterien sind immer nur die Folge einer Schwächung des Zahnfleisches oder Kieferknochens.
- Selbstverständlich können auch allgemeinärztlich-internistische Probleme mitverursachend sein.

In einer Hinsicht stellen die Zahnfleisch- und Knochentaschen bei Parodontose immer ein Problem dar: Diese Menschen leiden verstärkt unter Mundgeruch, oft ohne es zu wissen (siehe *Mundgeruch macht einsam*).

Muß es immer eine Parodontoseoperation sein?

Bei der Erinnerung an eine Parodontoseoperation verzieht sich bei so manchem Patienten das Gesicht. Daher die Frage: Wann und warum überhaupt muß eine Operation sein? Es würde zu weit führen, auf alle zahnmedizinischen Feinheiten einzugehen. Daher möchte ich Ihnen nur einen allgemeinen Kurzhinweis geben:

- Bestehen an Zähnen tiefe Zahnfleisch- oder gar Knochentaschen, so können diese nicht mehr ohne weiteres gereinigt werden. Das bedeutet: In den Taschen sammeln sich ständig Speisereste und damit zugleich auch Bakterien an, was zu immer wiederkehrenden Entzündungen führen kann. Mit einer Operation kann man diese Taschen reduzieren, damit die Infektionsmöglichkeit verschwindet.

Dann und nur dann sind Operationen unumgänglich. Bevor Sie aber einwilligen, lassen Sie sich

- von Ihrem Zahnarzt alles auf dem Röntgenbild genau erklären,
- über die Methode des Eingriffs informieren und
- vor allem darüber aufklären, was sich danach ändern kann.

Falls Ihr Zahnarzt die Möglichkeit der Homöopathie nicht kennt, können Sie selbst mit bestimmten bewährten homöopathischen Mitteln die Heilung unterstützen (siehe unter *Anwendungsgebiete der Homöopathie in der Biologischen Zahnheilkunde*).

Erfolgt in der Praxis keine Aufklärung über Mundhygiene und Zahnpflege, sondern will der Zahnarzt einfach nur operieren, dann sollten Sie sich nach einem anderen umsehen. Ebenso sollten Sie über Ernährungsfehler Bescheid wissen, sonst bleibt der Zustand wie vorher, und Sie haben sich nur einer unnötigen Quälerei ausgesetzt.

Immer wieder tauchen in der Literatur Angaben darüber auf, daß man künstliches Knochenmaterial zum Aufbau des Kieferknochens einsetzen kann. Bei früher hochgelobten Materialien ist die erste Euphorie schon längst verflogen. In meinen Tests konnte ich dies ebenfalls immer wieder feststellen. Vor kurzem wurde ein neues Material angepriesen. Diese Methoden sollten jedoch Einzelfällen vorbehalten bleiben und dürfen keinesfalls bei ohnehin schon stark vorgeschädigten oder belasteten Patienten angewendet werden. Im großen und ganzen würde ich zur Vorsicht raten.

Denken Sie auch stets an Ihr Immunsystem, bevor Sie sich einer Parodontoseoperation unterziehen. Wenn es geschwächt ist, sind die aufwendigen, mit vielen Spritzen verbundenen Behandlungen nicht angebracht. Dann steht Regeneration an erster Stelle.

Gold im Mund – Patient gesund?

Warum müssen Kronen und Brücken überhaupt sein?

Eine Krone ist eine Art Schutzhülse über dem Zahn. Wenn der Zahn so weit zerstört ist, daß eine Füllung nicht mehr halten kann, dann versucht der Zahnarzt mit einer Krone Form und Funktion des Zahns wiederherzustellen.

Eine Brücke in ihrer einfachsten Form ist die Verbindung von zwei Kronen mit einem Brückenglied, um einen verloren gegangenen Zahn zu ersetzen und somit die Ästhetik und auch das Kauvermögen zu gewährleisten.

• Eine Krone ist somit nur dann unbedingt erforderlich, wenn der Zahn mit keiner anderen Maßnahme wiederherzustellen ist. Manchmal wird leider auf diesem Gebiet des Guten zuviel getan.

Vor gar nicht so langer Zeit wurden in Mitteleuropa Zahnlücken nicht ohne weiteres wieder geschlossen. Auch Johann Wolfgang von Goethe war offenbar in seinen späteren Jahren mit reichlich Zahnlücken »gesegnet«. Was ihn aber nicht davon abhielt, im Alter jenseits der Siebzig einer 19jährigen einen Heiratsantrag zu machen.

In europäischen Ländern mit einem weniger ausgebauten Sozialsystem gehört die Zahnlücke zum Alltag. Denken Sie einmal an den Fischer oder Bauern in Griechenland, Spanien oder Italien, der trotz seiner Lücken so herzlich lachen kann. Würde Ihr Ehemann oder Ihre Ehefrau Sie allerdings mit einer Lücke in den vorderen Zähnen anlachen, fänden Sie das wahrscheinlich nicht sehr attraktiv. Mit Recht!

• Brücken dienen somit einmal der Ästhetik und zugleich der Erhaltung des Selbstvertrauens, wenn auf irgendeine Weise ein Zahn abhanden gekommen ist. Zum zweiten wird mit einer Brücke Ihre volle Kaufähigkeit wiederhergestellt, wenn beispielsweise im Seitenzahngebiet ein Zahn fehlt.

Ein problematischer Gesichtspunkt kommt bei Brücken manchmal hinzu: Zum Ersatz eines Zahns müssen oft gesunde Nachbarzähne beschliffen werden. In einem solchen Fall gilt es genau abzuwägen, was Ihnen wichtiger ist. Die einzige Alternative ist in solchen Fällen eine kleine Prothese. Ihr Zahnarzt hat genügend Bild- und Aufklärungsmaterial, um Sie näher zu beraten.

Hier in Kurzform die wichtigsten Arten von Kronen:

- Vollgußkrone, aus Metall; für die hinteren Zahnbereiche (wegen der Kosmetik)
- Dreiviertelkrone; dies ist im hinteren Bereich eine der zahnschonendsten Lösungen, da nicht der gesamte Zahn abgeschliffen wird, sondern nur ein Teil.
- Verblendkrone, aus Metall und Kunststoff; früher viel verwendet, heute weniger, da der Kunststoff sich im Lauf der Zeit verfärbt. Diese Lösung ist daher im Frontzahngebiet nicht ideal.
- Metallkeramikkrone, aus Metall und Porzellan; heute am meisten angewandt
- Porzellanmantelkrone, im Volksmund Jacketkrone, aus Porzellan; in der Regel nur im Frontzahnbereich, da Frakturgefahr beim Kaudruck. Nachteil: Es muß relativ viel Zahnsubstanz abgetragen werden. Vorteil: Kosmetisch am schönsten, da sie der Transparenz des Schmelzes am ähnlichsten ist. Seit neuestem gibt es Keramikmassen, die auch für die hinteren Zähne tauglich sind.
- Teleskop- oder Konuskrone; eine Doppelkrone. Man nimmt sie als Halteelement bei Prothesen, um häßliche Klammern zu vermeiden.

Bevor der Zahnarzt mit der Behandlung beginnt: Wie steht es mit den Kosten?

Kronen und Brücken sind nicht gerade billig. Aus diesem Grund hat sich in Deutschland eine Art Zahntourismus eingebürgert. Man fährt nach Ungarn oder Rumänien, läßt sich dort kostengünstiger als in Deutschland versorgen und macht dabei noch Urlaub. Bevor Sie derartige Pläne realisieren, überlegen Sie sich genau, wer Sie dann bei auftretenden Problemen behandeln soll.

Haben Sie sich für eine Behandlung in Ihrer Heimat entschlossen, dann lassen Sie sich von Ihrem Zahnarzt möglichst *vor* der Behandlung einen Heil- und Kostenplan erstellen, damit Sie nicht nachher wegen der Höhe der Rechnung aus allen Wolken fallen, und klären Sie es am besten vorher mit Ihrer Krankenkasse oder Versicherung. Wie Sie sicherlich wissen, werden die Zuschüsse in der nächsten Zeit nicht mehr so üppig wie früher ausfallen. Und Jugendliche bekommen in der gesetzlichen Versicherung keine

Kronen mehr bezuschußt, wenn der Defekt durch Karies, also durch eigenes Verschulden, verursacht worden ist.

Welche Materialien kommen in den Mund?

Auch darüber müssen Sie mit Ihrem Zahnarzt vorher reden. Gold ist leider nicht gleich Gold, und in manchen vermeintlichen Edelmetallen ist überhaupt kein Gold enthalten. Die Reaktion der Patienten ist dann stets wie folgt: »Wenn mir der Zahnarzt nur gesagt hätte, daß es verschiedene Möglichkeiten gibt, nämlich einfache und bessere Goldsorten, dann hätte ich zumindest die Wahl gehabt. Aber mich hat ja keiner gefragt!« Worauf müssen Sie also unbedingt achten? Im Edelmetall sollen enthalten sein:
- Gold, da es das edelste und beständigste Metall ist. Es hat sich über viele Jahrzehnte hinweg bewährt.
- Platin, ebenfalls ein edles Material. Es verleiht dem weichen Gold die Härte. Sonst würde Ihr Zahngold sehr schnell zerbissen und zerschlissen sein.
- In geringfügigen Mengenanteilen (etwa 1–2 Prozent) auch andere notwendige Metalle

Welche Metalle sollten nicht oder nur in ganz geringem Umfang enthalten sein:
- Palladium. Man dachte vor einigen Jahren, daß Palladium eine ähnliche Qualität wie Platin hätte. Aber das war ein Irrtum. Viele Patienten bekamen erhebliche Probleme, nachdem ihnen Kronen oder Brücken mit stark palladiumhaltigen Legierungen eingesetzt wurden. Mögliche Symptome: allgemeine Schwäche, Neigung zu Nervenreizungen, Brennen unter der Haut, Zungenbrennen, Metallgeschmack, Schulter-Arm-Beschwerden, besonders rechts.
- Indium. Folgende Symptome können auftreten: Zungenbrennen, vermehrter Speichelfluß, bandartiger Kopfschmerz.
- Gallium. Mögliche Symptome sind Taubheitsgefühl an der Zunge, Kopfschmerz an der Basis, Ohrgeräusche, Hörsturz.
- In geringen Mengen findet man oft: Iridium, Ruthenium, Rhodium und Eisen.
- Weitere Metalle, die grundsätzlich nicht enthalten sein sollten, sind Nickel und Beryllium.

Viele Zahnärzte empfehlen als Goldalternative das Titan. Aber auch bei diesem extrem leichten Metall gibt es inzwischen Stimmen, die zur Vorsicht mahnen.

Mein Tip für Sie: Seien Sie zurückhaltend gegenüber sämtlichen Materialien, die noch nicht lang genug erprobt sind. Auch mit der gängigen Floskel (vorher oder nachher) »Wir nehmen nur das beste Material« sollten Sie sich nicht zufriedengeben. Lassen Sie sich genau den Namen und die Zusammensetzung des Materials nennen.

Je schneller der Bohrer, desto größer der Schaden

Damit eine Krone auf den Zahn gesetzt werden kann, muß er entsprechend beschliffen werden (Fachjargon präparieren). Er erhält dadurch eine leicht konische Form. Nun ist aber ein Zahn kein Gipsklotz, den man nach Belieben und problemlos abhobeln kann. Im Zahn gibt es eine Reihe lebendiger und äußerst aktiver Strukturen. Es handelt sich dabei um hauchdünne Fortsätze (Fachwort Odontoblasten) von Zellen aus dem Zahninneren. Sie können sich bestimmt vorstellen, daß es beim Abschleifen eines Zahns fast immer zu einer mehr oder weniger starken Schädigung dieser organischen Bestandteile kommt. Entweder durch
* unzureichende Kühlung, so daß Überhitzungen auftreten, oder
* zu schnelles Schleifen mit hochtourigen Instrumenten (Fachjargon Turbine) oder
* falsche Behandlung nach dem Beschleifen oder
* chemische Substanzen (z. B. Kunststoff).

Immer häufiger klagen Patienten nämlich über Schmerzen nach dem Einsetzen der Krone oder Brücke. Entweder können sie nicht darauf kauen (obwohl Krone oder Brücke eigens dafür geplant waren), oder die Zähne reagieren temperaturempfindlich.

Merksatz für Sie:
* Ist ein Zahn nur bei kalten Getränken empfindlich, sind die Aussichten noch gut.
* Reagiert der Zahn mit Schmerzen auf warm oder heiß, dann steht es um ihn nicht mehr zum besten.

Es ist daher äußerst wichtig, daß Sie Ihren Zahnarzt darauf hinweisen. Er sollte möglichst nie mit hochtourigen Bohrern in der Tiefe des Zahns, also

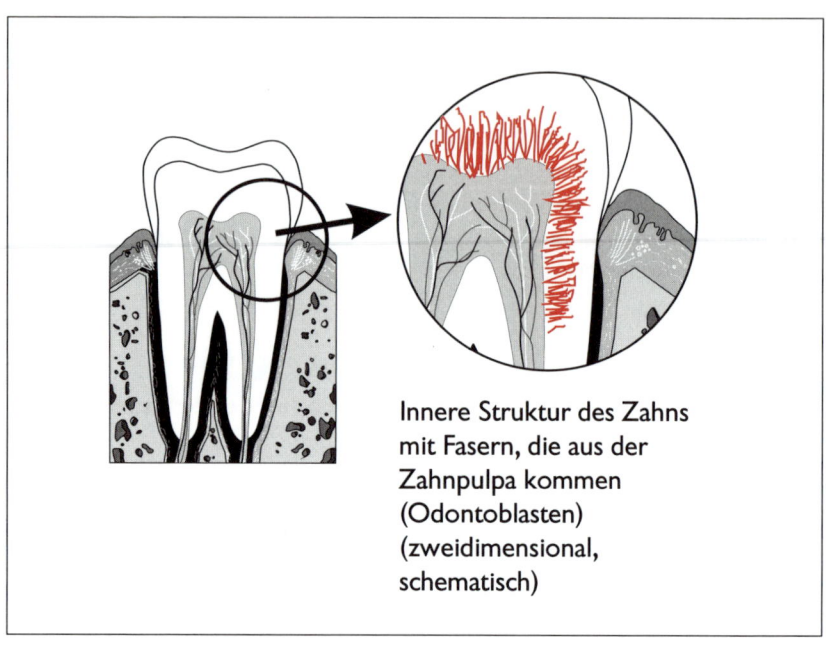

Innere Struktur des Zahns
mit Fasern, die aus der
Zahnpulpa kommen
(Odontoblasten)
(zweidimensional,
schematisch)

Abb. 9 Chronische Pulpitis durch Verletzung der Odontoblasten

im Dentin arbeiten. Ferner muß ein beschliffener Zahn danach schonend versorgt werden. Wir sprechen nämlich von einer »Dentinwunde«. In meinen Büchern bin ich ausführlich auf dieses Thema eingegangen. Werden diese wesentlichen Voraussetzungen nicht beachtet, könnte der derart malträtierte Zahn absterben. Dann haben Sie ein Mausoleum im Mund: ein goldenes Bauwerk für eine Leiche. Viele Zahnärzte haben bereits die Konsequenzen aus diesen Erkenntnissen gezogen und die Turbobohrer aus ihrer Praxis verbannt.

Letztendlich ist dies auch für die Gesundheit des Zahnarztes von Vorteil. Wer weiß, ob das jahrelange Anwenden dieser Bohrgeräte mit ihrem nicht unbeträchtlichen Lärm nicht im Alter zu Ohrenschäden wie Schwerhörigkeit oder Ohrgeräuschen führt.

Chronische Pulpitis – Dauerstreß für den Körper

Die Pulpa, auf deutsch das Zahnmark, der Bereich also, in dem sich der Nerv und die Blutgefäße befinden, ist ein außerordentlich empfindliches Gebilde. Die Silbe »-itis« bei einem medizinischen Begriff bedeutet immer eine Entzündung oder zumindest eine Reizung. Denken Sie an die Hepatitis (Leberentzündung) oder an die Phlebitis (Venenentzündung). An den Zähnen liegt öfter, als es sein sollte, und öfter als vermutet eine chronische Pulpitis vor, die im Gegensatz zur akuten Pulpitis, dem eigentlichen Zahnschmerz, nicht weh tut, sondern oft nur irgendwie unangenehm ist.

Wie kann es zu dieser Erkrankung kommen:

1. Durch tiefe Karies. Die Bakterien reizen dann den Nerv.
2. Durch Unfälle. Nach einem Sturz oder Schlag auf den Zahn kann der Nerv lädiert sein.
3. Die häufigste Ursache jedoch ist das zu schnelle Beschleifen durch den Zahnarzt und weiterhin die unzureichende Versorgung der abgeschliffenen Partien des Zahns (Dentinwunde).

Können Sie als Patient diese Zähne mit chronischer veränderter Pulpa subjektiv spüren? Meistens nicht, aber es gibt einige Anhaltspunkte, die darauf hinweisen:

- Nach dem Einsetzen der Kronen oder Brücken schmerzt es beim Kauen. Oft sogar schon beim Essen von Salat. Das Paradoxe dabei ist: Beim normalen Zusammenbeißen spüren Sie nichts.
- Die Zähne sind nach dem Eingliedern der Kronen längere Zeit stark kälteempfindlich.
- Viele Patienten haben einfach nur ein ungutes Gefühl an solchen Zähnen, können es aber nicht näher begründen oder beschreiben.

Worin liegt nun die eigentliche Problematik der chronischen Pulpitis? Sie werden mit Recht sagen: Wenn ich nichts spüre, dann müßte doch alles in Ordnung sein. Bei biologischen Zusammenhängen müssen wir aber etwas anders denken. In jeder Sekunde finden in jeder Zelle etwa 10 000–20 000 chemische Reaktionen statt. Eine unglaubliche Menge, wenn man darüber einmal genau nachdenkt. Und alles geschieht ohne unser wissenschaftliches Dazutun! Dafür braucht der Körper Kraft und Energie.

Ein chronischer Prozeß, gleich, welcher Art, bindet immer die »Aufmerksamkeit« des Organismus, da er sich in ständiger Auseinandersetzung mit diesem Dauerreiz befindet. Es fehlt dann oft die »Konzentration« auf andere Probleme des Organismus. Je mehr chronische Pulpitiden also vorhanden sind, desto mehr Energie muß der Körper aufwenden, um diese Prozesse in Schach zu halten, damit sie unter Umständen nicht akut werden. Kommen zusätzliche körperliche und psychische Belastungen hinzu, so kann schon einmal einer der »chronischen Zähne« zum Akutfall werden. Umgekehrt kann es sein, daß das Hinzukommen chronischer Erscheinungen an den Zahnnerven dem Körper genau die Energie abverlangt, die er woanders sinnvoller einsetzen könnte.

Für Sie als Patient sind dazu zwei Fakten von großer Bedeutung:

- Je jünger ein Patient ist, desto größer ist der Raum, den die Zahnpulpa im Zahn einnimmt.
- Mit zunehmendem Alter wird die relative Größe der Pulpa geringer.

Das hat Konsequenzen für Sie und für die Arbeit des Zahnarztes:

- Bei jungen Patienten ist die Gefahr von Schäden durch das Beschleifen viel größer als beim Erwachsenen! Dafür hat man den Begriff des »Schleiftraumas« geprägt.

Sofern Sie also Kinder haben:

- Zögern Sie irgendwelche Behandlungen derartiger Natur so weit hinaus, wie es nur möglich ist.
- Solange noch die Möglichkeit der Füllungstherapie gegeben ist, sollte diese, auch wenn es nur eine Übergangslösung ist, angewendet werden. Denn ein zu frühes Beschleifen führt nach meinen Untersuchungsergebnissen fast immer zu einer chronischen Pulpitis.
- Allerdings müssen Sie sich als Vater oder Mutter die Frage gefallen lassen, wieso die Zähne Ihres Kindes in relativ jungen Jahren schon so schlecht sind. Von nichts kommt nichts! Es sei denn, ein Unfall ist als Auslöser beteiligt. Sie sollten sich daher mit dem Thema Ernährung und Zahnkrankheiten, speziell Karies, unbedingt auseinandersetzen.

Leider ist das Wissen, das Sie in diesem Kapitel erfahren haben, auch unter Zahnärzten nicht gerade weit verbreitet. Ich selbst muß gestehen, daß ich darüber auf der Universität ebenfalls nichts gelernt habe. Diese Erkenntnisse mit den daraus folgenden Konsequenzen für meine damalige Zahnarztpraxis basieren auf den Untersuchungen mit der Elektroakupunktur.

Manch einer glaubt, gegen alles sei ein Kraut gewachsen. Und es muß doch auch etwas gegen eine chronische Pulpitis geben! Da muß ich Sie enttäuschen. In der orthodoxen Zahnmedizin gibt es überhaupt kein Mittel. Vertröstungen wie »Das gibt sich wieder!« und »Sie müssen Geduld haben!« sind nichts als Zeichen der Hilflosigkeit auf seiten des Zahnarztes.

Auch die Biologische Zahnheilkunde kann nur bedingt helfen. Aber eines muß deutlich herausgestellt werden: Je eher ein solcher Patient den Weg zum ganzheitlich tätigen Zahnarzt findet, desto höher sind die Chancen, daß die homöopathischen Mittel (Einzelmittel, Komplexmittel, Organpräparate und Nosoden) noch etwas bewirken können. Wenn die Zähne nicht allzu forsch und heftig abgeschliffen worden sind, liegt die Gesamtheilungschance bei 50 Prozent.

Kronen – Kosmetik oder Notwendigkeit?

Sie werfen einen Blick in den Spiegel und stellen fest, daß Ihnen Ihre Zähne gar nicht so recht gefallen. Ein paar Flecken, dort eine verfärbte Füllung, ein abgebrochenes Stück Schmelz oder gar ein dunkler, toter Zahn. In einer Zeit, in der man sehr auf das »Outfit« achtet (für das »Infit« ist das Interesse weitaus geringer!), beschließen Sie, das abzustellen. Bevor Sie sich die Zähne überkronen lassen, sollten Sie sich folgende Alternativen überlegen:

• Versuchen Sie doch erst einmal, die Zähne gründlich reinigen zu lassen.
• Ist an den Verfärbungen eventuell das Rauchen oder Teetrinken schuld? Dann stellen Sie es ab.
• Reicht vielleicht eine neue weiße Füllung aus?
• Lassen sich die dunklen Zähne mit einem neuen Verfahren etwas bleichen?

Verfärbt sich ein Zahn allerdings nach einem Sturz oder Unfall leicht grau, dann müssen Sie immer daran denken, daß der Nerv abgestorben sein kann. Eine Röntgenaufnahme ist in diesem Fall unerläßlich.

Der tote Zahn – ist er an allem schuld?

Was ist eine Wurzel- oder Nervbehandlung?

Viele Behandlungsmöglichkeiten in der heutigen Zahnmedizin sind sehr mechanistisch ausgerichtet, erinnern zum Teil an mittelalterliche Prozeduren und vertragen das Etikett »biologisch« in keinster Weise. Einer dieser alten Zöpfe ist die Nerv- oder Wurzelbehandlung.

Ein Zahn schmerzt. Häufig ist er bereits überkront, oder es hängt eine Brücke daran. Um den Zahn zu erhalten, wird mit einem spitzen Instrument das Zahnmark oder die Pulpa herausgenommen, der sogenannte Wurzelkanal gesäubert, mit desinfizierenden Pasten zwischenversorgt und

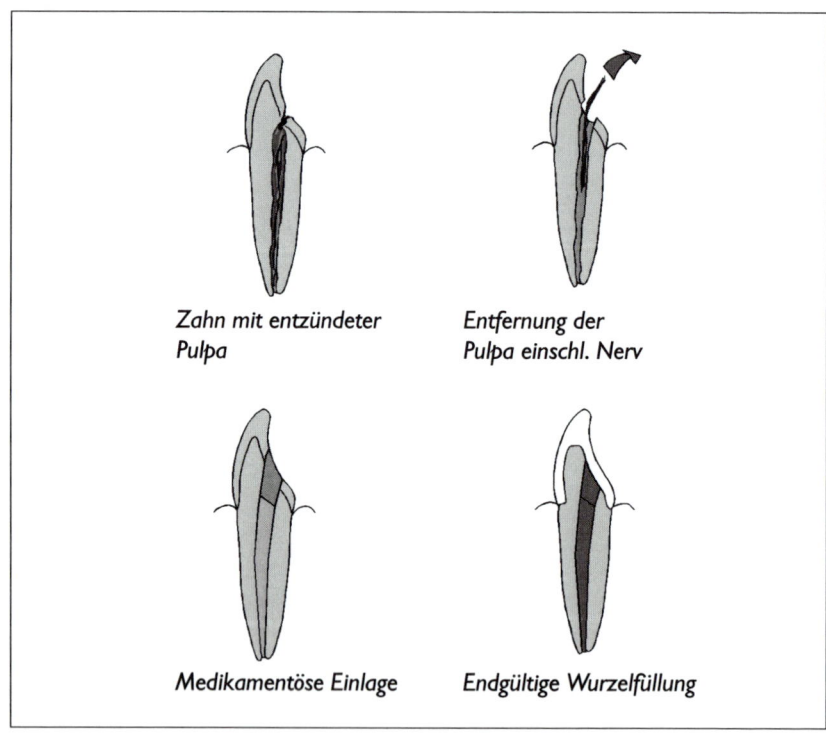

Zahn mit entzündeter Pulpa

Entfernung der Pulpa einschl. Nerv

Medikamentöse Einlage

Endgültige Wurzelfüllung

Abb. 10 Wurzel- oder Nervbehandlung

mit einer Füllmasse ausstaffiert. Aus mechanischer Sicht sicher ein Erfolg, aber aus biologischer Sicht kaum.

Eine drastische Formulierung wäre: Eine Leiche liegt im Eßzimmer herum. Und so ein toter Zahn kann mit seinem »Leichengift« (zerfallendes Eiweiß) das umliegende Gewebe beträchtlich verseuchen, um so ausgeprägter, je schlechter und unvollständiger die Wurzelbehandlung durchgeführt worden ist.

Eine Steigerung der Wurzelbehandlung ist die Wurzelspitzenresektion. Dabei wird der Kieferknochen eröffnet und die Wurzelspitze entfernt. Zum Schluß wird die Schleimhaut wieder darübergelegt und vernäht. Damit glaubt man den am schwierigsten zu füllenden Teil des Wurzelkanals eliminiert zu haben. Aber das Störfeld als solches ist damit keineswegs verschwunden. Im Gegenteil!

Ein Großteil der Patienten, die wegen Schmerzen im Kiefergebiet in meine Praxis kommen, weisen folgende Vorgeschichte auf:

• Zahnschmerzen
• Wurzelbehandlung
• weitere Schmerzen
• Wurzelspitzenresektion
• immer noch Beschwerden
• Extraktion des Zahns
• die Schmerzen bleiben weiter bestehen, meist recht intensiv

Manchmal ist das sofortige Ziehen eines Zahns (Fachwort Extraktion) besser als eine derartige Leidensgeschichte.

Können tote Zähne Rheuma, Gicht und Arthrose hervorrufen?

Es gab einmal eine Zeit, da glaubte man, tote Zähne (Fachjargon wurzelbehandelte, devitale oder avitale Zähne) seien für unzählige Erkrankungen verantwortlich. Bei einigen half das Ziehen der Zähne tatsächlich. So schoß man über das Ziel hinaus und begann, im Mund »aufzuräumen«. Unmengen von Zähnen, auch gesunde, fielen der Zange zum Opfer. Aber nicht immer oder nur selten trat der gewünschte Erfolg ein.

Eines der prominentesten Opfer dieser Hauruck-Philosophie war der französische Sonnenkönig Ludwig XIV. Sein Arzt riß ihm ohne Betäubung sämtliche Zähne im Oberkiefer heraus. Eine fatale Nebenwirkung gab es dabei: Ein Loch zwischen Mundhöhle und Kieferhöhle schloß sich nicht mehr und blieb als Öffnung bestehen. So hatte der König bei seinem ausgeprägten Appetit immer dafür zu sorgen oder sorgen zu lassen, daß Speisereste wieder aus diesem Loch herausbefördert wurden.

Heute ist man beim Thema toter Zahn etwas zurückhaltender geworden und versucht die Problematik mit den Möglichkeiten der Elektroakupunktur oder der Kinesiologie zu untersuchen. Nicht immer ist ein toter Zahn (oder mehrere tote Zähne) die Ursache für sämtliche Leiden. Er kann aber eine Art Mitverursacher sein, besonders dann, wenn bereits andere Störfaktoren vorliegen. Neben den Zähnen gibt es noch weitere Störfelder, z. B. die Mandeln, die Nasennebenhöhlen, den Blinddarm, die Gallenblase, die veränderte Bakterienflora des Darms usw. Die Zähne zeichnen sich aber durch ein Kriterium aus: es gibt sie in der Mehrzahl, nämlich bis zu 32 Stück. Und somit steigen auch die Chancen, daß die Zähne zum Störfeldfaktor Nummer eins werden können. Was macht tote Zähne zum Störfeld?

- Bei der Wurzelbehandlung wird das lebendige Gewebe der Zahnpulpa entfernt und durch ein antiseptisches Füllmaterial ersetzt. Es gelingt aber nie, sämtliches Gewebe aus den kleinen Kanälchen zu entfernen. Dieses Gewebe, von seiner Versorgung abgeschnitten, zerfällt. Es bilden sich giftige Eiweiß-Zerfallsprodukte, die die Umgebung des Zahns verseuchen und zudem die Leberentgiftung unnötig überfordern. Sollte Ihnen ein toter Zahn gezogen werden, so machen Sie einmal die Probe aufs Exempel, und riechen Sie daran. Der Geruch sagt mehr als tausend Worte!
- Jeder tote Zahn ist ein chronisch verändertes Gebiet und verlangt ständig Gegenwehrmaßnahmen des Körpers. Also reine Energieverschwendung!

Je mehr tote Zähne Sie haben, desto schlimmer für Sie! Es erhebt sich die Frage, wie stark die Gesamtbelastung durch Zahn-Störfelder für den einzelnen ist. Hinzufügen muß ich der Vollständigkeit halber, daß es noch mehr Störfelder im Zahnbereich geben kann. Einige davon sind:

- Zurückgelassene Wurzelreste
- Metallreste (meist Amalgam), die beim Ziehen des Zahns in die Wunde gefallen sind
- Verlagerte Zähne
- Zysten verschiedener Art

Es ist wichtig, die Gesamtstärke der Störfelder zu kennen. Denn sie ist immer ein deutlicher Hinweis auf die Kraftleistung des Organismus, mit der

Tag und Nacht diese Belastungen kompensiert werden müssen. Für das VEGAtest-Verfahren, eine moderne Variante der Elektroakupunktur, habe ich eine Methode entwickelt, mit der eine derartige Aussage möglich ist. Die Skala reicht von Null (keine Belastung) bis Zehn (extreme Belastung). Je höher der Wert, desto eher wird es für Sie Zeit, etwas zu unternehmen. Oder wollen Sie einen Teil Ihrer Lebenskraft tagtäglich für unnütze Dinge verpulvern?

Was ist eigentlich ein Störfeld?

Im Rahmen dieses Buches ist es unerläßlich, auf den Begriff »Störfeld« näher einzugehen, der in der Naturheilkunde bekannt ist, aber in der Schulmedizin so etwas wie ein Schattendasein führt. Das bedeutet, man weiß zwar, daß es so etwas geben kann oder könnte, aber richtig akzeptiert wird es eigentlich nicht. Der Begriff ist zu verwaschen und im wissenschaftlichen Sinn nicht genau faßbar. Die Suche nach Störfeldern wird zu einer Art Verlegenheitssuche, wenn alle anderen wissenschaftlichen Untersuchungsmethoden ausgereizt sind.

Weitere Begriffe für Störfeld sind Herd oder Fokus. Daraus wollen wir versuchen den Inhalt des Wortes etwas zu erhellen. Sie kennen den modernen Elektroherd oder den Gasherd, beides nützliche Geräte bei der Zubereitung des Essens. In früherer Zeit gab es den Kohleherd. Morgens machte man das Feuer an, um den Kaffee zuzubereiten und mittags das Essen. Sollte es schnell gehen, nahm man aus der Kochplatte einige Ringe heraus, damit das Feuer besser an die Unterseite des Topfes gelangen konnte. Neben diesem Vorteil mußte man das Feuer aber immer unter Kontrolle halten, um nicht einen Wohnungsbrand zu provozieren. Abgeleitet von diesem Herd, entwickelte sich im Sprachlichen der Unruhe- oder Krankheitsherd. Im politischen Vokabular ist ein Unruheherd eine Region, die man beobachten muß, damit es dort nicht zum Flächenbrand kommt. Das Wort Fokus zielt in eine ähnliche Richtung. Sie kennen es vielleicht aus der Fotografie. Fokussieren bedeutet scharf einstellen. Weiterhin heißt Fokus soviel wie Brennpunkt. Wenn wir jetzt diese Bedeutungen auf das Körpergeschehen übertragen, dann ist ein Herd oder Fokus ein Gebiet im Organismus, das vom Körper ständig beobachtet oder observiert werden muß, damit es keine schädliche Wirkung entfalten kann.

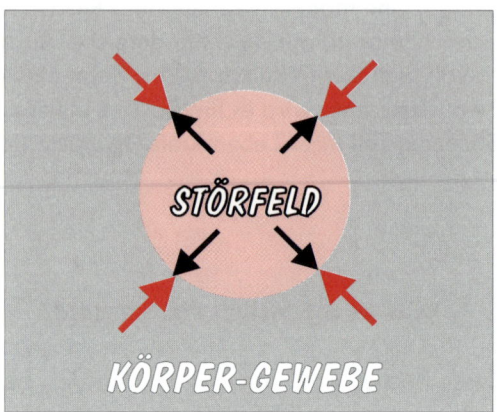

Der Organismus befindet sich mit dem Störfeld in einer ständigen Auseinander-setzung. Je nach der Stärke des Immunsystems gewinnt das Störfeld oder der Kör-per die Oberhand

Abb. 11 Störfeld (schematisch)

Diese permanente Aufmerksamkeit des Organismus ist mit stetigem Ener-gieaufwand des Körpers verbunden, sie kostet also Kraft.

Gehen wir davon aus, daß jeder Organismus nur ein bestimmtes Maß an Energie aufbringen kann, um sämtliche lebenswichtigen Prozesse ablaufen zu lassen, so bedeutet jeder Abzug von unnötiger Kraft stets eine Schwächung des Körpers. Bis zu einem gewissen Ausmaß kann ein gesun-der Körper diesen Zustand sicherlich kompensieren. Kommen aber noch weitere Erkrankungen oder Infektionen hinzu, so fehlt irgendwann die Energie, sich mit den Störfeldern auseinanderzusetzen. Die Summation der Belastungen kann den Menschen dann in die Knie zwingen.

Mit zunehmendem Alter wird es ebenfalls immer schwerer, sich solcher Beanspruchung zu erwehren. Betrachten Sie daher Störfelder als Problem-stellen, mit denen sich der Körper in einer ständigen Auseinandersetzung befindet. Und wie Sie sicher aus Ihrem Leben wissen: Streit kostet immer Kraft und bindet Energie. Meistens kann man sie auf anderem Terrain we-sentlich besser brauchen.

Die häufigsten Störfelder im Körper

Es sind nicht immer die Zähne, die sich zum Störfeld oder zu Störfeldern mausern können. Im Grunde kann jedes Organ, das eine chronische Veränderung aufweist, zum Fokus werden. Oft wird die Bezeichnung »chronische Entzündung« gebraucht, diese Formulierung ist jedoch nicht ganz korrekt, da sich eine Entzündung durch bestimmte Merkmale auszeichnet, z. B. durch eine Schwellung, Rötung oder durch Schmerz.
Chronische Störfelder sind dagegen meist stumm, und das macht sie so schwer auffindbar und diagnostizierbar.
Die häufigsten Störfelder im Körper sind:
* Nasennebenhöhlen (Kieferhöhlen, Siebbeinzellen, Stirnhöhlen und Keilbeinhöhle)
* Zähne
* Tonsillen (Mandeln)
* Darm; eine ungesunde Bakterienflora im Darm kann dieses Organ zu einem großen Störfeld machen.
* Gallenblase
* Appendix (Wurmfortsatz, im Volksmund Blinddarm)
* Urogenitalbereich; beim Mann die Hoden und die Prostata, bei der Frau in erster Linie Ovarien (Eierstöcke) und Uterus (Gebärmutter)

Zähne und der Rest des Körpers (Resonanzketten)

Aus der traditionellen chinesischen Medizin, die das fließende Gleichgewicht zwischen Yin und Yang anstrebt, kennen wir die Akupunkturpunkte. Über bestimmte Punkte kann man bestimmte Organe behandeln. Man fand heraus, daß sich diese Punkte zu Energieströmen, sogenannten Meridianen, zusammenfassen lassen, und gab ihnen Namen. So gibt es u. a. einen Lungen-, einen Dickdarm- und einen Herzmeridian.
Der Arzt Dr. Voll und der Zahnarzt Dr. Kramer fanden heraus, daß auch die Zähne bestimmten Meridianen zuzuordnen sind (siehe S. 10/11). Sie sprachen damals von energetischen Wechselwirkungen. Das bedeutet: Ein Zahn kann ein Organ beeinflussen, und umgekehrt kann ein Organ auch einen Zahn irritieren.
Ich nenne es heute lieber Resonanzketten, da man jetzt mehr von und über

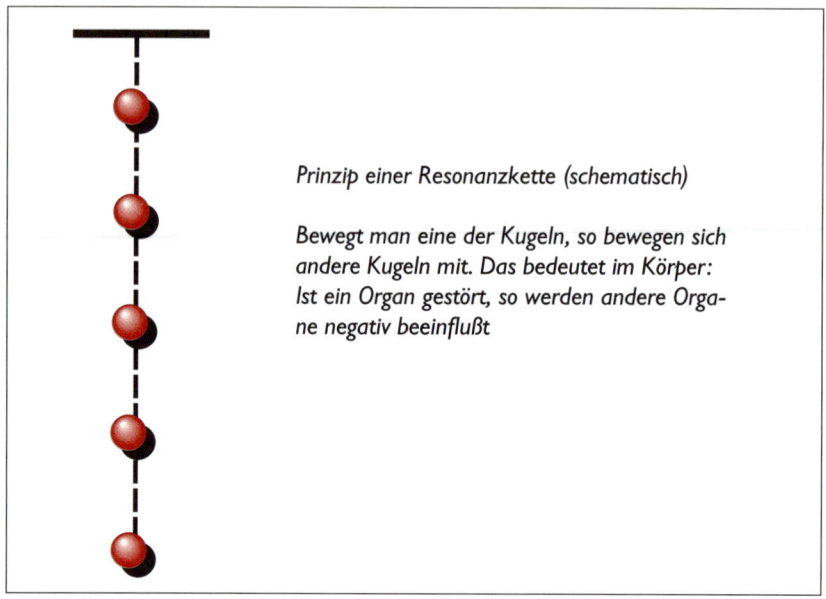

Prinzip einer Resonanzkette (schematisch)

Bewegt man eine der Kugeln, so bewegen sich andere Kugeln mit. Das bedeutet im Körper: Ist ein Organ gestört, so werden andere Organe negativ beeinflußt

Abb. 12 Resonanzketten

Schwingungen spricht. Wenn ein Teil einer Kette unharmonisch schwingt oder aus dem Takt gerät, dann wird sich diese Störung auf die gesamte Schwingung oder Kette fortpflanzen.

- Die gesamte Kette ist immer so stark wie das schwächste Glied.

Das heißt für die Naturheilkunde: Ist irgendein Organ erkrankt, dann wird die Behandlung dieses Organs so lange keinen durchschlagenden Erfolg zeitigen, wie auf der gleichen Resonanzkette ein weiteres »krankes« Glied vorhanden ist, das in seiner Wirkung seit längerer Zeit besteht, sehr dominant ist und somit die Heilung erschwert oder zunichte macht.

- Dieser Störfaktor kann häufig ein Zahn sein!

Um diese komplexen Zusammenhänge etwas transparenter zu machen, will ich Ihnen eines der vielen Beispiele aus meiner Praxis geben.

Eine Patientin geht zum Augenarzt, weil sie am rechten Auge ständige Entzündungen hat. Sämtliche Salben und Tropfen haben bislang nichts gefruchtet. Vor zwei Jahren hatte sie dieses Problem schon einmal. Nachdem ihr wegen eines großen Gallensteins die Gallenblase entfernt wurde, verschwand die Entzündung wieder, wie sie gekommen war. Jetzt ist sie aber hartnäckiger.

Vor rund drei Jahren wurde der obere rechte Eckzahn (vom Volksmund sehr richtig Augenzahn genannt) vom Zahnarzt nach längeren Beschwerden mit einer Wurzelfüllung versehen, d. h., der Zahn ist jetzt tot. Was die Patientin und (leider) auch der Zahnarzt nicht wissen: Dieser Eckzahn hat neben der Wirkung auf das Auge ebenfalls eine Beziehung zur Gallenblase. Die gesamte Resonanzkette stellt offenbar eine Schwachstelle im Körper der Patientin dar. Man wird auf Dauer um eine Extraktion des Eckzahns nicht herumkommen, da sonst kein »Frieden« einkehrt.

• Tip: Immer wenn es plötzlich zu einer drastischen Verschlechterung des Augenlichts kommt, besonders auf nur einer Seite, sollte das »Augen«-Merk auf die Zähne gerichtet werden.

Wann also sollte an Störfelder im Zahn-Kiefer-Gebiet gedacht werden? Immer dann, wenn

• Schmerzen in einem anderen Körperbereich bestehen, die sämtlichen Behandlungen trotzen,
• chronische Erkrankungen vorliegen, deren Entstehungsgeschichte unklar oder untypisch ist,
• häufig wiederkehrende Infekte auftreten,
• nach einem Infekt keine rechte Erholung eintritt,
• grundlose Müdigkeit, Abgeschlagenheit und Antriebslosigkeit vorliegt,
• nachts die Hände und Arme häufig einschlafen.

• Wichtiger Tip: Lassen Sie nie eine Wurzelbehandlung an einem der Weisheitszähne durchführen! Dieses Gebiet hat eine enorme Wirkung auf eine Reihe anderer Organe. Die schwerwiegendste Belastung ist jedoch die Wirkung auf den gesamten Energiehaushalt. Und ich denke, Ihre Körperenergie sollten Sie für wichtige Aufgaben einsetzen und sich nicht von einem toten Weisheitszahn ruinieren lassen!

Erhalt eines Zahns um jeden Preis?

Die bisherigen Ausführungen haben Sie wahrscheinlich hellhörig gemacht. Es erscheint nicht immer empfehlenswert, einen Zahn um jeden Preis zu erhalten. Wenn der Schaden größer ist als der Nutzen, dann ist das Ziehen des Zahns die bessere Alternative.

Es gibt zudem eine Reihe von schwerwiegenden Erkrankungen, die eine Wurzelbehandlung fraglich, überflüssig oder gefährlich erscheinen lassen:
• Jedwede Art von bösartigen Geschwülsten

69

- Patienten in einer Rekonvaleszenzphase nach Tumoroperationen
- Sämtliche Immunschwächen
- Starke Allergien
- Autoaggressionserkrankungen usw.

Überlegen Sie also genau, bevor Sie das Wagnis einer Wurzel- oder Nervbehandlung eingehen. Ein Zahn ist ersetzbar, ein Organ wesentlich schwieriger.

Chronische Kieferostitis (Restostitis)

Entstehung und Vorgeschichte

In der Schulzahnmedizin wird die Existenz eines solchen Geschehens einfach ignoriert. Und doch ist es in der Biologischen Zahnheilkunde außerordentlich wichtig, dieses Problem etwas näher unter die Lupe zu nehmen. Eine chronische Kieferostitis ist ein meist stummer Bereich im Kieferknochen an einer Stelle, an der früher einmal ein Zahn gezogen wurde. Im Normalfall bildet sich in der Wunde wieder Knochen, so daß nach rund acht Monaten der Defekt aufgefüllt ist. Liegen aber ungünstige Umstände vor oder geht die Heilung quälend langsam vonstatten, so bildet sich in diesem Gebiet kein normaler Kieferknochen, sondern nur ein weiches Gewebe (Fachjargon Granulationsgewebe). Der Körper erkennt diese Zellen nicht als vollwertiges Körpergewebe an, sondern empfindet sie als Fremdkörper oder als Gewebe am falschen Platz. Demzufolge muß der Organismus dieses Gebiet ähnlich wie einen toten Zahn ständig unter Kontrolle halten. Eine Fernwirkung über die Resonanzketten besteht ebenfalls. Es handelt sich demzufolge um ein regelrechtes Störfeld.

In der Mehrzahl der Fälle kann man es auf dem Röntgenbild sehen: man hat den Eindruck, als würde man die früheren Zahnkonturen noch erkennen (Fachwort Zahnschatten). Aber es gibt eine große Anzahl von Patienten, bei denen nichts zu sehen ist, aber trotzdem eine chronische Kieferostitis vorliegt. Diese kann dann ausschließlich mit energetischen Methoden wie beispielsweise der Elektroakupunktur festgestellt werden.

Die Wahrscheinlichkeit einer Restostitis ist gegeben bei:

- Langer und schlechter Wundheilung
- Länger andauernden Schmerzen nach einer Zahnextraktion
- Nachbehandlung der Wunden mittels Tamponaden und scharfen Desinfektionsmitteln
- Vorheriger Infektion des Zahngebiets
- Vorheriger Wurzelbehandlung und danach erfolgter Wurzelspitzenresektion
- Ungenügender Entfernung von Knochenmaterial, das um jeden toten Zahn herum vorhanden ist und bei einer Extraktion mit ausgeräumt werden muß

Nach meiner Erfahrung findet man die chronische Kieferostitis am häufigsten

- im Gebiet der unteren ersten Backenzähne, da diese meistens als erste der Zange zum Opfer fallen und eine Beziehung zum Dickdarm haben, der wiederum durch die schlechte Ernährung keineswegs in Ordnung ist;
- im Gebiet der unteren Weisheitszähne, da hier ein außerordentlich schwer sauberzuhaltendes Gebiet vorliegt. Die Gefahr der Bakterieninvasion ist somit groß.

In den anderen Zahnarealen ist eine chronische Kieferostitis nicht so oft anzutreffen.

Ermitteln einer chronischen Kieferostitis

Nicht immer ist, wie schon erwähnt, eine chronische Kiefer-Ostitis auf dem Röntgenbild zu erkennen. Entweder ist der Bereich nicht groß genug oder die übrige Knochenmasse so kompakt, daß der Defekt überdeckt wird.

In solchen Fällen helfen die Untersuchungsmethoden
- der Elektroakupunktur,
- der Thermografie,
- der Kinesiologie.

Öffnet ein Zahnarzt oder Kieferchirurg eine Stelle, an der eine Kieferostitis diagnostiziert wurde, so zeigt sich zumeist eine regelrechte Höhle mit »matschigem« Gewebe, in die der Bohrer fast hineinfällt.

Welche Behandlung ist erforderlich?

Bevor die Behandlungsnotwendigkeit einer chronischen Kieferostitis zu prüfen ist, sollten Sie sich folgende Fragen stellen:
- Habe ich irgendwo im Körper Beschwerden, die nicht vergehen?
- Können diese Beschwerden einen Bezug zu den Störfeldern im Kiefer haben?

Eine chronische Kieferostitis, in der Umgangssprache auch Restostitis genannt, kann langfristig nur durch eine Revision behoben werden. Das bedeutet: operative Öffnung des Kiefers und Ausräumen des ungesunden, weichen, entzündlichen Gewebes.

Dabei gibt es einige Dinge zu beachten, die ich meinen Patienten empfehle bzw. verordne:

- Intensive Unterstützung der Wundheilung durch Homöopathika, Mineralien etc.
- Biophysikalische Methoden als Begleittherapie (siehe *Die Therapie mit Ihren Schwingungen – Elektronik macht's möglich*)
- Ermitteln des günstigsten Zeitpunkts der Behandlung (siehe *Biorhythmus; Mondrhythmus*)

Diese Maßnahmen gelten natürlich auch für die Extraktion toter Zähne sowie für alle anderen Operationen, wobei nicht bei jedem Zahn das gesamte Maßnahmenspektrum durchgeführt werden muß.

Die Erfahrung zeigt jedoch, daß Wunden im Unterkiefer statistisch schlechter heilen als im Oberkiefer. Demzufolge soll man um so sorgfältiger und gründlicher vorgehen, je größer die Wahrscheinlichkeit einer Wundheilungsstörung ist. Auf jeden Fall muß man im Unterkiefer an den Weisheitszähnen alle Register der Unterstützung ziehen – auch bei Kindern und Jugendlichen, obwohl in diesem Alter die Regenerationskräfte noch vitaler als im Alter sind.

Fälle aus der Praxis

Susanne B., 36 Jahre
Nicht immer ist der Erfolg so dramatisch wie bei einer jungen Patientin, die vor rund zehn Jahren in meine Praxis kam. Wegen starker Schmerzen in der Lendenwirbelsäule konnte sie kaum sitzen, und die gesamte Testung erwies sich als sehr schwierig. Bei der Untersuchung mit der Elektroakupunktur zeigte sich im Unterkiefer auf beiden Seiten im Bereich der ersten großen Molaren (Mahlzähne) je eine Restostitis. Diese Kieferregionen haben eine Fernwirkung auf die Lendenwirbelsäule, speziell auf den vierten und fünften Lendenwirbel.
Ich riet der Patientin zu einer operativen Revision dieser Bereiche und verschrieb ihr eine Reihe von unterstützenden homöopathischen Mitteln. Rund sechs Wochen später kam sie wieder zu mir in die Praxis.

Diesmal erlebte ich zu meinem Erstaunen einen völlig gewandelten Menschen. Sie strahlte mich an und erzählte mir glücklich, daß nach dem Eingriff ihre Schmerzen an der Wirbelsäule völlig verschwunden seien. Nach langer vergeblicher Behandlung mit den »Geschossen« der normalen Medizin war das für sie wie ein Wunder. Das interessanteste waren jedoch die Konsequenzen, die sie aus dieser Erfahrung zog: sie machte eine Ausbildung als Heilpraktikerin und gab ihren bisherigen Beruf als Krankenschwester auf.

Herbert W., 61 Jahre
Dieser Patient ist der geborene »Macher-Typ«, ernergiegeladen und erfolgreich. In seiner Freizeit treibt er viel Sport. Doch auf einmal spürt er zu seinem Leidwesen, daß er schnell erschöpft und die alte Ausdauer verschwunden ist. Nichts ist mehr, wie es einmal war.
Er ist nicht bereit, das zu akzeptieren. Sein Hausarzt untersucht ihn von Kopf bis Fuß, findet jedoch keine Ursache für diesen plötzlichen Einbruch im Leben. Auch die anderen von ihm konsultierten Ärzte melden Fehlanzeige.
Sein Internist rät ihm daraufhin, sich bei mir einmal die Zähne überprüfen zu lassen. Das Ergebnis ist erschreckend: Rund zehn, meist schlecht wurzelbehandelte Zähne und zusätzlich noch einige chronische Kieferostitiden. Auf der Skala von 0 bis 10 liegt er mit seiner Zahn-Kiefer-Herdbelastungsstärke bei 9. Das ist eine ungeheuer schwer zu kompensierende Belastung. Der Körper verkraftet so etwas zwar oft über Jahre, wenn nicht Jahrzehnte. Doch irgendwann kommt die Stunde der Wahrheit, dann bricht der Organismus unter der Last solcher energieabsorbierender Störpotentiale zusammen.
Herbert W. stand meiner Untersuchung sowie der Diagnose sehr skeptisch und mißtrauisch gegenüber. Ich habe ihn danach nicht wiedergesehen und weiß daher nicht, was aus ihm geworden ist.

Zwei Patienten aus der Anfangszeit meiner Praxis, irgendwann im Jahr 1973. Ihre Namen habe ich längst vergessen. Eine Frau und ein Mann, beide Mitte Vierzig. Was an ihnen so auffällig war: fast jeder Zahn war wurzelbehandelt, teilweise mit recht altertümlichen Methoden und dubiosen Wurzelfüllmaterialien. Viele der Zähne wiesen auch im Röntgenbild sichtbare Veränderungen auf.

Mir war die ganze Angelegenheit schon damals nicht geheuer, doch ich wußte nicht, was ich mit diesen Patienten anfangen sollte. Die Konsequenz wäre unweigerlich eine umfassende Zahnbehandlung mit vielen Extraktionen gewesen. Meine Unentschlossenheit sprang wohl auf die Patienten über, und so wurde nicht viel »gemacht«.

Aber dann erreichte mich die Nachricht, daß beide Patienten im selben Jahr gestorben waren. Ich fragte daraufhin bei einigen Angehörigen nach, weil mich die Angelegenheit irgendwie betroffen machte. Ihre Antwort lautete, daß niemand genau wußte, woran sie eigentlich gestorben waren. Diese merkwürdige Begebenheit war für mich der Anlaß, nach anderen Methoden zu suchen, die über das bisher Erlernte hinausgingen. Und so habe ich sechs Monate später meinen ersten Kurs über Elektroakupunktur belegt und dann das erste Gerät für diese Zwecke gekauft.

Das Lymphsystem: seine Bedeutung in der biologischen Zahnheilkunde

Neben den normalen Blutgefäßen schlängeln sich im Körper weitere Transportbahnen. Es sind die Lymphgefäße, die aber im Gegensatz zu den Arterien und Venen röhrenförmig in den Gewebsspalten des Bindegewebes verlaufen.

Die Lymphe ist eine klare Flüssigkeit, die so etwas wie die Müllabfuhr des Körpers darstellt. Sinn und Zweck des Lymphsystems ist das Unschädlichmachen von Erregern und der Abtransport von Schlacken. Es dient also der »Sauberhaltung« des Gebiets um die eigentlichen Körperzellen herum, damit diese ihre wichtige Funktion im Rahmen des Gesamtzellverbands durchführen können. Die Lymphbahnen führen stets zu den nächstgelegenen Lymphknoten, die in die Gesamtabwehr des Körpers eingebunden sind und die Schadstoffe an die Venen weitergeben, damit sie über die Nieren ausgeschieden werden können.

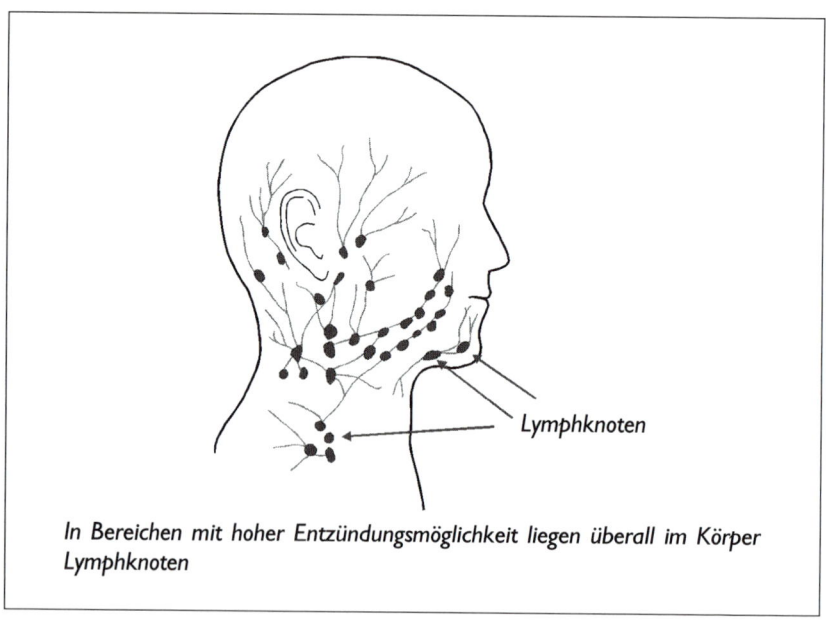

Lymphknoten

In Bereichen mit hoher Entzündungsmöglichkeit liegen überall im Körper Lymphknoten

Abb. 13 Lymphsystem im Kopf

Zwei sehr wichtige Bestandteile des lymphatischen Systems, mit denen Sie eventuell schon unangenehme Erfahrungen gemacht haben, sind die Rachenmandeln und der Blinddarm. In der normalen Medizin führt das Lymphsystem ein Aschenputteldasein. Im allgemeinen hört man nur davon, wenn bei Operationen Lymphknoten entfernt werden mußten. Ein Konzept zur Behandlung des Lymphsystems bzw. zu seiner Aktivierung existiert nicht. So sieht man die Entfernung der Mandeln als Bagatelle an, ebenso die Blinddarmoperation. Nach dem Motto: Das sind ohnehin überflüssige Organe, und man kann ohne sie leben. Das zweite stimmt mit Einschränkung. Das erste nicht! Denn die Natur hat sich nie den Luxus des Überflüssigen erlaubt.

So sitzt im Blinddarm ein Lymphknoten. Sieht man sich im Anatomielehrbuch einmal an, wo der Blinddarm oder Wurmfortsatz liegt, so muß man sagen: Das ist eine strategisch wichtige Stelle. Hier kommt nämlich der Darminhalt aus dem Dünndarm heraus und muß nun im Dickdarm nach oben – gegen die Schwerkraft, wenn Sie so wollen – transportiert werden. Es besteht also die Gefahr des Staus. Und immer dort, wo etwas gestaut wird, herrscht Entzündungsgefahr. Dafür ist der Lymphknoten von der Natur an dieser Stelle plaziert worden.

Obwohl der Blinddarm keine direkte Beziehung zu den Zähnen aufweist, gehe ich darauf so ausführlich ein, um Ihnen die etwas andere Sichtweise der Biologischen (Zahn)Heilkunde zu eröffnen. Indirekt hat der Blinddarm nämlich über die Resonanzketten einen Bezug zu den Backenzähnen des rechten Unterkiefers. Besonders der erste große Backenzahn (in der zahnärztlichen Fachsprache wird er als Zahn 46 bezeichnet) besitzt eine energetische Verbindung zum Blinddarm.

Sowohl eine akute Mandel- als auch eine akute Blinddarmentzündung ist stets ein ganz wichtiges Signal des Körpers, daß mit dem gesamten lymphatischen System etwas nicht in Ordnung ist. Dabei verdient es diese wichtige Hilfe des Körpers, gehegt und gepflegt zu werden. Was können Sie selbst aktiv vorsorglich tun?

• Damit sich genügend Lymphflüssigkeit bilden kann, ist eine ausreichende tägliche Zufuhr von Flüssigkeit nötig.

• Die Art der Flüssigkeit ist nicht gleichgültig. Obst- und Fruchtsäfte sind dafür nicht geeignet, es sei denn, Sie verdünnen die konzentrierten Säfte mit reichlich Wasser.

• Milch ist kein Getränk, sondern eine flüssiges Nahrungsmittel, in erster Linie für Säuglinge. In der Werbung wird Kuhmilch immer als unverzichtbarer Bestandteil unserer Ernährung hervorgehoben. Hinzu kommt die Panikmache mit dem Calciummangel bzw. dem Osteoporoserisiko. Ich möchte es jedoch auch in diesem Buch in aller Deutlichkeit formulieren:

Kuhmilch ist kein Nahrungsmittel für erwachsene Menschen!
Sie verstopft nämlich das Lymphsystem und stört damit lebenswichtige Vorgänge. Kinder und Erwachsene, die ständig unter Halsinfekten oder Mandelentzündungen leiden, sollten grundsätzlich auf Kuhmilch verzichten.

Besonders gilt das für blauäugige Menschen, da sie, wie ich bereits dargelegt habe, eine genetische Schwäche des Lymphsystems haben. Weiterhin ist Kuhmilch eines der häufigsten, wenn nicht sogar das häufigste Nahrungsmittelallergen. Viele Probleme bessern sich oft von allein, sobald die Milch im wahrsten Sinn des Wortes vom Tisch ist.

• Da wir gerade bei dem Thema Eigeninitiative sind: Was halten Sie von etwas mehr Bewegung? Diese fördert nämlich ebenfalls den Fluß der Lymphe. Man belegt unsere Kultur mit dem Begriff der Seßhaftigkeit. Aber Seßhaftigkeit bedeutet nicht, den Großteil des Lebens im Sitzen oder Liegen zu verbringen!

Zudem gibt es eine Reihe homöopathischer Mittel, die bei der Aktivierung des Lymphsystems hervorragende Dienste leisten (Näheres zu diesem Thema siehe unter *Anwendungsgebiete der Homöopathie in der Biologischen Zahnheilkunde*).

Implantate – eine gründliche Abklärung ist vorher notwendig

Was sind Implantate?

Auf zahnärztlichem Gebiet sind Implantate so etwas wie künstliche Zähne, die in den Kieferknochen eingesetzt werden. Auf diese Weise versucht man dem Patienten das Gefühl eigener Zähne zu geben. Weiterhin läßt sich dadurch manchmal eine Prothese umgehen. Im Gegensatz zu anderen Körperimplantaten haben wir es im Mundbereich mit einem großen Problem zu tun: das künstliche Gebilde ragt aus dem Kieferknochen und der Schleimhaut in die Mundhöhle. Dadurch kann es zu Infektionen kommen. Dieses Risiko versucht man heute zu reduzieren, indem man sogenannte zweizeitige Implantate verwendet.

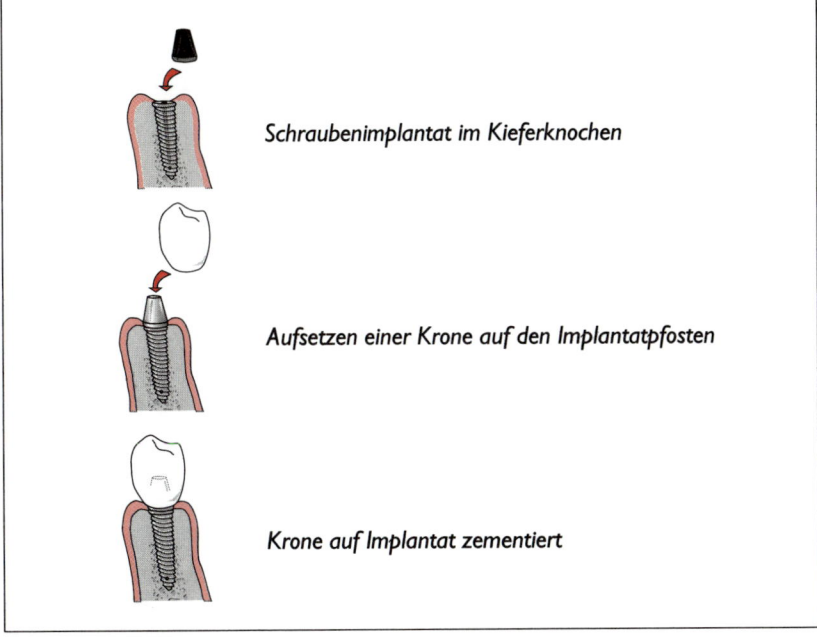

Schraubenimplantat im Kieferknochen

Aufsetzen einer Krone auf den Implantatpfosten

Krone auf Implantat zementiert

Abb. 14 Implantate

Zuerst wird eine Art Zapfen mit einer Gewindefassung in den Kieferkamm hineinoperiert. Dann läßt man das Implantat in Ruhe einheilen. Nach einer bestimmten Zeit wird das Gebiet noch einmal aufgemacht und in das Gewinde ein Pfosten eingeschraubt, der jetzt in die Mundhöhle ragt und als Träger für Kronen verwendet werden kann.

Muß es unbedingt ein Implantat sein?

Implantate sind zur Zeit sehr in Mode gekommen. Dafür gibt es eine Reihe von Gründen:

* Viele Menschen glauben, daß eine herausnehmbare Prothese unbequem und unsicher ist.
* Es gibt mehr Zahnärzte als früher, und somit ist auch der Konkurrenzdruck höher.
* Für die Zahnärzte ist es eine Möglichkeit, aus dem strengen Reglementierungskorsett der Krankenkassen auszubrechen und zusätzlich etwas zu verdienen, denn Implantate sind nicht gerade billig (obwohl der Materialwert eines Implantats sehr gering ist).

Bevor Sie sich zu einem Implantat entschließen, sollten Sie folgende Fragen unbedingt abklären:

* Gibt es wirklich keine einfachere Lösung?
* Hat Ihr Zahnarzt ausreichend Erfahrung auf diesem Gebiet (lassen Sie sich einmal andere Fälle zeigen)?
* Wäre nicht doch eine herausnehmbare Prothese eine billigere und gesundheitsschonendere Alternative?

Eine wichtige Frage: Warum fehlen die Zähne, die künstlich ersetzt werden sollen?

Diese Frage ist von außerordentlicher Bedeutung, findet aber bei den implantierenden Zahnärzten kaum Interesse. Es hat ja immer einen Grund, wenn ein Zahn fehlt bzw. gezogen werden mußte. In den meisten Fällen finden sich in der Vorgeschichte Schmerzen, Wurzelbehandlungen oder beides. Es besteht die Gefahr, daß ein solches Gebiet nicht richtig ausgeheilt ist (siehe unter *chronische Kieferostitis*).

Setzt nunmehr der Zahnarzt in seinem operativen Tatendrang in ein solches Gebiet ein Implantat, so ist das Risiko von Entzündungen, Schmerzen oder Heilungsstörungen relativ groß. Denn der Kiefer war ja vorher schon nicht ausgeheilt. Meistens findet man in dieser unausgeheilten Stelle noch Bakterien (hämolysierende Streptokokken).

Wenn schon ein Implantat, dann sollte diese Region von einem Zahnarzt, der mit den Mitteln der Elektroakupunktur den Kiefer auf Störfelder austesten kann, auf ungünstige Voraussetzungen überprüft werden. Muß nämlich ein Implantat wieder herausgenommen werden, ist der Schaden größer als vorher. Der Knochenverlust wäre beträchtlich!

Warum unterstützen die implantierenden Zahnärzte ihre Patienten eigentlich nicht mit biologischen Mitteln? Für den Körper ist es immer gut, wenn man ihm in Extremsituationen (und jede Operation ist eine Art Extrem!) mit sanften Möglichkeiten »unter die Arme greift«. Doch hier herrscht nach wie vor Ignoranz.

Ein befreundeter Kollege bat mich einmal, auf einer Implantologentagung ein Referat über zusätzliche biologische Aspekte in der Implantologie zu halten. Aber der Vorstand der Implantologen wollte lieber unter sich sein. Man wollte den eigenen Horizont nicht unbedingt erweitern.

In der allgemeinen Chirurgie ist dieses Defizit noch größer. Dort heißt es oft: Sie sind operiert, nun sind Sie wieder gesund. Dabei fängt jetzt erst die ärztliche Beratertätigkeit richtig an!

In vielen Krankenhäusern ist die Biologische Medizin sogar ein absolutes Tabuthema. Die Aussage einer jungen Assistenzärztin, die bei mir eine Untersuchung durchführen ließ: Wenn ich in unserer Klinik so etwas wie Homöopathie oder Biologische Medizin erwähne, dann ist meine Karriere schnell zu Ende.

Wie steht es um Ihre Gesamtgesundheit?

Bevor Sie sich zu einem Implantat überreden lassen bzw. entschließen, sollten Sie sich einige selbstkritische Fragen stellen, falls dies Ihr Zahnarzt nicht tut. Jedes Implantat stellt eine Belastung für den Körper dar. Deshalb folgende Hinweise:

• Ist Ihr Immunsystem angeschlagen?
• Wurde bei Ihnen schon einmal ein Verdacht auf einen Tumor geäußert?

- Haben Sie bereits eine Tumoroperation hinter sich?
- Erkundigen Sie sich anhand der Tabellen über die energetischen Wechselwirkungen zwischen Zähnen und Organen (Resonanzketten, siehe Seite 10/11), ob nicht ausgerechnet eines der Organe, die eine Beziehung zu dem Implantations-Zahngebiet haben, geschädigt oder erkrankt ist. Das Implantat als Fremdkörper würde dann nur weitere Unruhe in das System bringen.

Schon wenn nur einer der Punkte in Frage kommt, sollten Sie auf Implantate verzichten.

Zum besseren Verständnis ein Fallbeispiel

Eine 43jährige Patientin leidet unter häufigen Kopfschmerzen im rechten Schläfengebiet, die besonders oft nach schweren Mahlzeiten auftreten. Nach der Extraktion des Zahns 13 (rechter oberer Eckzahn, zuvor wurzelbehandelt) werden diese Kopfschmerzen seltener. Nachdem die Wunde im Kiefer abgeheilt ist, will man ihr dort ein Implantat einsetzen. Die Schläfe und der Eckzahn haben jedoch eine Beziehung zum Gallenblasenmeridian, auf dem eine Schwäche vorliegt. Ein Implantat beinhaltet die Gefahr eines erneuten Aufflackerns der vorherigen Kopfschmerzprobleme.

Ein geschwächtes Immunsystem oder sogenannte Autoaggressionserkrankungen wie multiple Sklerose, Colitis ulcerosa o. ä. verbieten von vornherein jegliche Implantation im Kieferbereich.

Prothesen – meist unerwünscht, aber trotzdem nützlich

Teilprothesen und Vollprothesen

Das oberste Ziel der Biologischen Zahnheilkunde ist es, Ihnen eine Prothese zu ersparen – möglichst bis ins hohe Alter, wenn auch nicht um jeden Preis und mit allen Mitteln. Vielfach gibt es keine andere Möglichkeit, und deshalb erscheint es mir wichtig, daß Sie einiges über diese Form des Zahnersatzes wissen. Manchmal reden Zahnarzt und Patient aneinander vorbei. Um keine Verwirrung aufkommen zu lassen, vorab eine Definition:

- Teilprothesen sind Hilfsmittel, solange der Patient noch eigene Zähne hat, aber Brücken nicht mehr möglich sind bzw. der Patient auf Kronen etc. verzichten möchte. Je nach Situation (und Brieftasche) reicht das Spektrum von der einfachen Lösung bis zur Nobelversorgung. Bezeichnend ist oft der Patienten- und auch Zahnarztjargon: man spricht vom Kleinwagen bis zur Luxuskarosse, die (symbolisch) im Mund verschwindet.
- Voll- oder Totalprothesen sind immer dann notwendig, wenn kein einziger Zahn mehr vorhanden ist.

Sollten Sie zur ersten Kategorie gehören, so erscheint mir eines für Sie wichtig:

- Lassen Sie sich vorher von Ihrem Zahnarzt genau über seine Planung informieren.
- Vor- und Nachteile einzelner Möglichkeiten müssen Ihnen erklärt werden.
- Sprechen Sie ohne Scheu über die Kostenfrage, letztendlich ist es Ihr sauer verdientes Geld, das Sie hinblättern müssen. Die Krankenkassen oder Versicherungen sind mit ihren Zuteilungen nicht mehr ganz so großzügig.
- Eine schriftliche Untermauerung des Zahnarztangebots trägt zur gemeinsamen Harmonie bei.

Das richtige Material

Es wurde bereits angeschnitten: nicht alles ist Gold, was glänzt. Das gilt uneingeschränkt für die Zahnmedizin. Es ist daher für Sie am besten, wenn Sie mit Ihrem Zahnarzt alle wichtigen Punkte im Vorfeld klären.

* Achten Sie darauf, daß nur hochwertige Goldsorten zum Einsatz kommen.
* Für die herausnehmbaren Teile muß (meist rosafarbener) Kunststoff verwendet werden. Sollten Sie Allergiker sein, so achten Sie darauf, daß nicht der einfache selbsthärtende Kunststoff (Fachjargon Autopolymerisat) verwendet wird, sondern der bessere und etwas teurere, der gekocht, gepreßt oder gespritzt wird (Fachjargon Polymerisat). Weitere Details darüber können Sie im Kapitel *Kieferorthopädie – muß es unbedingt sein?* nachlesen.
* Ein weiteres Problem, das leider viel zuwenig beachtet wird, sind die Lötstellen. Metallote bestehen immer aus Legierungen, die minderwertige Bestandteile enthalten, sonst würden sie nicht so leicht schmelzen. Für Allergiker liegt hierin wiederum ein Problem. Daher ist es am besten, entweder nur ein Metall für Prothese und Kronen zu verwenden oder die unumgänglichen Lötstellen in den Kunststoff zu verlegen.
* Wenn die Schleimhaut unter Ihrer Prothese rot bis feuerrot ist, besteht durchaus die Möglichkeit einer Allergie gegen das Prothesenmaterial.
* Zusätzlich: Speichel bzw. internistische Fragen wie Magenschleimhauterkrankungen prüfen lassen.

Die tägliche Pflege

Überlegen Sie einmal, was alles in Ihren Mund hineinkommt und durch den Mund hindurchgeht. Sind Sie nun einmal Prothesenträger, so kommen Sie um eine sorgfältige Pflege nicht herum. Ungepflegte Prothesen riechen irgendwann faulig-eklig. Warten Sie nicht, bis man Ihre Nähe meidet oder Ihnen die Wahrheit ins Gesicht sagt.
Was also können Sie tun?

* Beim Putzen Ihrer Zähne bürsten Sie Ihre Prothese mit Zahnbürste und Zahnpasta.
* Verwenden Sie die üblichen Prothesenreiniger, so spülen Sie Ihre Pro-

these gründlichst unter fließendem Wasser nach. Die Oberfläche des Kunststoffs ist nämlich nicht so glatt, wie es mit bloßem Auge scheint. Sie hat Vertiefungen, Furchen und Gruben, wenn man sie unter dem Mikroskop betrachtet. Bleibt darin viel von dem chemischen Reiniger sitzen, kann das zu Reizungen der Schleimhäute führen.

* Ein wichtiger Tip für Patienten mit sogenannten Konuskronen- oder Teleskopkronen-Prothesen: Der winzige Spalt zwischen Außen- und Innenkrone kann sich leicht mit Speichel etc. vollsaugen. Behält man die Prothese den ganzen Tag im Mund, so fault und gärt das natürlich. Die Folge ist ein sehr unangenehmer Geruch. Tropfen Sie daher morgens mit einer Pipette (Pipettenfläschchen bekommen Sie in der Apotheke) in jede Außenkrone einen Tropfen eines biologischen Mundwassers (z. B. Calendula Essenz von Wala oder Weleda bzw. Myrrha similiaplex von Pascoe).

Mit diesen Tips werden Sie Ihr Los, sofern Sie es als solches auffassen, besser ertragen.

Das Kiefergelenk – zwei Gelenke an einem Kiefer

Knacken als Alarmzeichen

Das Kiefergelenk ist das merkwürdigste Gelenk im Körper. Im Gegensatz zu allen anderen Gelenken ist hier ein Körperteil, nämlich der Unterkiefer, mit dem Rest des Schädels durch gleich zwei Gelenke verbunden. Wie bei einem siamesischen Zwilling muß sich bei der Bewegung eines Gelenks das andere immer mitbewegen. Das erschwert das Verständnis der Bewegungsmuster und auch die Behandlung.

Die beiden Gelenkköpfchen sitzen am sogenannten aufsteigenden Ast des Unterkiefers und drehen bzw. bewegen sich in der Gelenkpfanne am Schädelknochen. Damit nicht Knochen auf Knochen reibt, liegen dazwischen eine Knorpelscheibe und die Gelenkschmiere. Solange das ganze System einigermaßen intakt ist, gehen das Kauen und sonstige Bewegungen des

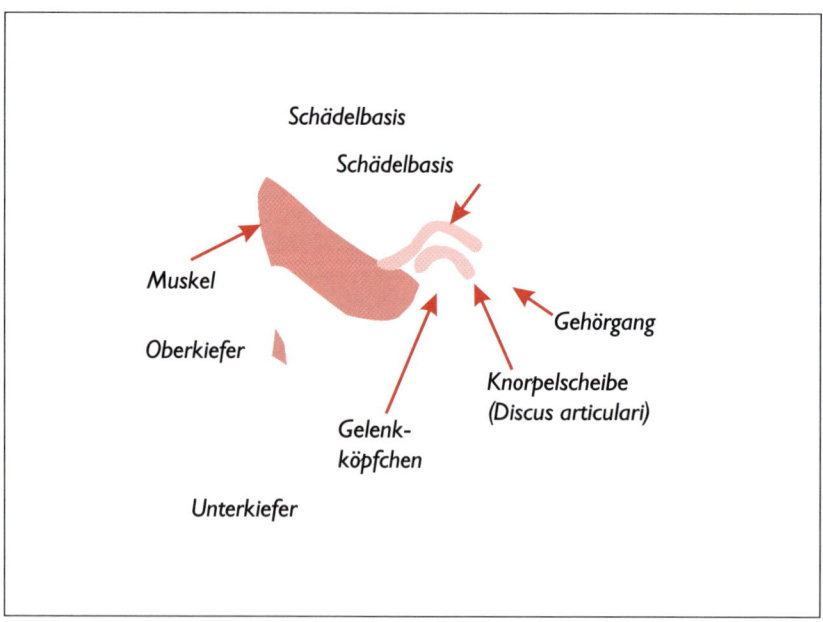

Abb. 15 Kiefergelenk

Unterkiefers recht geräuschlos vonstatten. Erst dann, wenn die Zwischenschicht verändert oder teilweise zerstört ist, treten Reibe- und Knackgeräusche auf. Besonders letztere machen vielen Betroffenen zu schaffen, da sie manchmal von den Tischgenossen als unangenehm und irritierend empfunden werden. In leiser Umgebung haben manche Menschen das Gefühl, ein ganzes Restaurant würde das Knacken mithören. Wie kann es zu derartigen Erscheinungen kommen? Dafür gibt es viele Gründe. Im folgenden sind einige Hauptursachen aufgelistet:

- Eine in der Kindheit erfolgte kieferorthopädische Behandlung hat Ober- und Unterkiefer falsch zueinander eingestellt.
- Besonders Menschen mit einem ausgeprägten »Deckbiß« (die oberen Schneidezähne überlappen die unteren sehr stark und sind zudem nach hinten geneigt), die keine »Spange« getragen haben, sind durch Kieferveränderungen gefährdet.
- Kronen und Brücken in beiden Kiefern stimmen von der Kaufläche her nicht überein (Fachjargon schlechte Okklusion).
- Streß führt zum Knirschen und Pressen der Zähne. Durch diese krankhafte Langzeitbelastung kann die Knorpelscheibe einen dauerhaften Schaden davontragen.
- Aus der chinesischen Akupunkturlehre kommen noch zwei wichtige Erkenntnisse hinzu: Über das Kiefergelenk verlaufen zwei Meridiane (Bahnen, auf denen Akupunkturpunkte liegen), nämlich der hormonelle Meridian und der Magenmeridian. Das deckt sich mit den Erkenntnissen der Schulzahnmedizin: Am häufigsten findet man Kiefergelenkprobleme bei weiblichen Patienten während, vor und nach dem Klimakterium (etwa 80%) und bei Männern, die streßbedingte Magenerkrankungen aufweisen.

In der klassischen Zahnmedizin sind diese Zusammenhänge bekannt, aber von der Idee, homöopathische Mittel unterstützend für diese beiden Problemkreise einzusetzen, hält man noch wenig.

Schmerzen

Kommen zu den geschilderten chronischen Veränderungen noch Schmerzen hinzu, so ist das immer ein ernst zu nehmender Faktor. Schmerzen bedeuten letztendlich, daß in diesem Gebiet eine Entzündung vorliegt.

- Um ganz sicherzugehen, sollten Sie von Ihrem Hals-Nasen-Ohren-Arzt eine Entzündung im Außen- oder Innenohr ausschließen lassen.

Erst dann ist Ihr Zahnarzt, der hoffentlich mit diesen Gegebenheiten vertraut ist, an der Reihe. Er sollte als erstes prüfen, ob

- die Mundöffnung eingeschränkt ist oder
- bei der Öffnung des Mundes Seitenabweichungen vorhanden sind. Diese gehen meist zur kranken Seite, um sie zu schonen.

Als nächstes ist eine Aufbißschiene ins Auge zu fassen, um das kranke Gelenk (oder auch beide Gelenke, was aber seltener vorkommt) zu entlasten. Zusätzlich können autogenes Training oder psychologische Beratungen eine Hilfe darstellen.

Mit folgenden biologischen oder homöopathischen Mitteln kann man unterstützend eingreifen:

- Traumeel S Tabletten zur Entzündungsreduktion, mehrmals täglich 1 Tablette
- Äußerlich: Kahudyn Salbe (Firma elha) oder Kalantol B Flüssigkeit (Firma Phönix) auf das schmerzhafte Gebiet einmassierend auftragen
- Lymphdrainage, um das gesamte Gewebe im und um das Gelenk zu entlasten

Zusätzlich erscheint mir eine Zusammenarbeit mit einem Arzt oder Zahnarzt wichtig, der weitere Faktoren mit energetischen Testverfahren abklärt. So kann man beispielsweise sogenannte homöopathische Organpräparate der Firma Wala einsetzen (in höheren Potenzen als D 20 oder D 30).

Sind die Schmerzen weitgehend behoben, sollte vom Zahnarzt eine klinische Funktionsanalyse des Gebisses, einschließlich der Muskeln, Sehnenansätze und Gelenke, durchgeführt werden. Falls die Erkrankung schwerwiegender Natur ist, wird eventuell noch eine instrumentelle Funktionsanalyse notwendig, bei der Modelle beider Kiefer angefertigt und in einen Artikulator (eine Art Kieferbewegungssimulator) übertragen werden.

Behandlung mit einer Aufbißschiene

Eine Aufbißschiene oder ein Aufbißbehelf ist ein Hilfsmittel, um eingefahrene Bewegungsmuster zu durchbrechen und den Zahnreihen zu einem anderen Kontakt miteinander zu verhelfen. Das heißt: Mit dieser Schiene soll der Versuch unternommen werden, den störenden Einfluß der offenbar nicht idealen Zahnkontakte auszuschalten und damit für das Kiefergelenk eine Art Atempause zu schaffen.

Für diese Behandlung sind die Erkenntnisse der klinischen Funktionsanalyse auszuwerten. Vielfach mag noch zusätzlich die Inanspruchnahme eines geeigneten Psychologen nötig sein, um den tieferen Grund für die krankhaften Zustände ausfindig zu machen.

Ist Kaugummi gesund?

Kaugummis sind ein »Nachkriegsgeschenk« der Amerikaner. Meines Wissens war vor dem Zweiten Weltkrieg in Deutschland der Kaugummi nur wenig bekannt. Er diente wie die Zigaretten in erster Linie der Ablenkung der amerikanischen Soldaten. Wer im Schützengraben liegt und jede Sekunde um sein Leben fürchten muß, braucht irgend etwas zur Beruhigung. Heute schreibt man dem Kaugummi vor allem eine reinigende Funktion der Zähne zu, besonders in der zuckerfreien Variante. Kaugummi hat allerdings einen großen Nachteil: Beim Kauen beißen die Zahnreihen stets und viel zu oft aufeinander – jedesmal mit einer Belastung für die Kiefergelenke. Wer also unter Kiefergelenkknacken oder Reibegeräuschen leidet, für den ist Kaugummikauen alles andere als gesund. Am besten lassen Sie es gar nicht so weit kommen. Und intelligent sieht ohnehin niemand beim Kaugummikauen aus!

Biologisch-energetische Diagnoseverfahren

Elektroakupunktur nach Voll

Elektroakupunktur ist eine Kombination aus chinesischer Akupunkturlehre und moderner Elektronik. Der Arzt Dr. Voll ist der Wegbereiter dieser Methode. Im Rahmen dieses Ratgebers möchte ich Ihnen wenigstens einen kurzen Einblick in dieses Untersuchungssystem geben.

In China ist seit langer Zeit bekannt, daß bestimmte Hautpunkte eine Beziehung zu inneren Organen haben. Mit feinen Nadeln aus Gold oder Silber versuchte die chinesische Medizin über diese Akupunkturpunkte die Organe zu beeinflussen, so daß sie im Sinn des Yin- und Yang-Systems wieder ausgeglichen waren und störungsfrei funktionierten.

In der heutigen Zeit erlebt die Akupunktur eine unglaubliche Renaissance. Für eine erfolgreiche Behandlung gehört allerdings etwas mehr dazu, als schnell ein paar Nadeln zu setzen, sei es am Ohr oder am Körper.

Das Wissen um diese Akupunkturpunkte macht sich die Elektroakupunktur zunutze, indem sie die jeweiligen Punkte als Meßpunkte für ihr Verfahren verwendet.

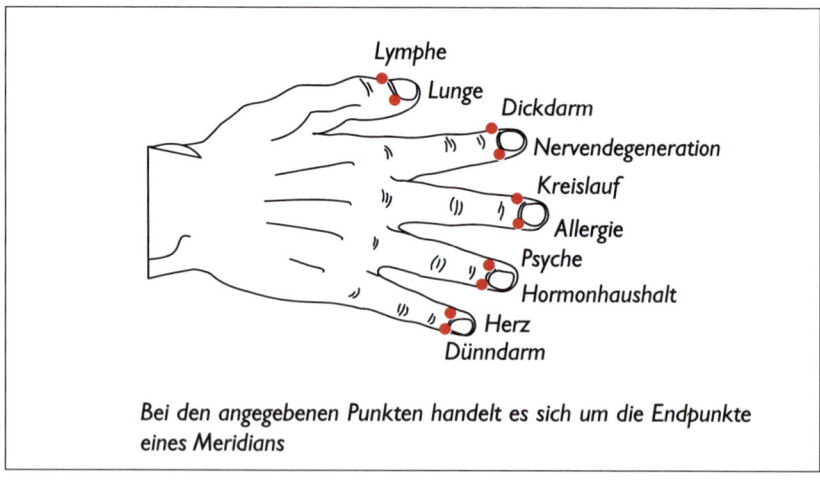

Bei den angegebenen Punkten handelt es sich um die Endpunkte eines Meridians

Abb. 16 Lage der Akupunkturpunkte an den Fingern (sog. Nagelfalzpunkte)

90

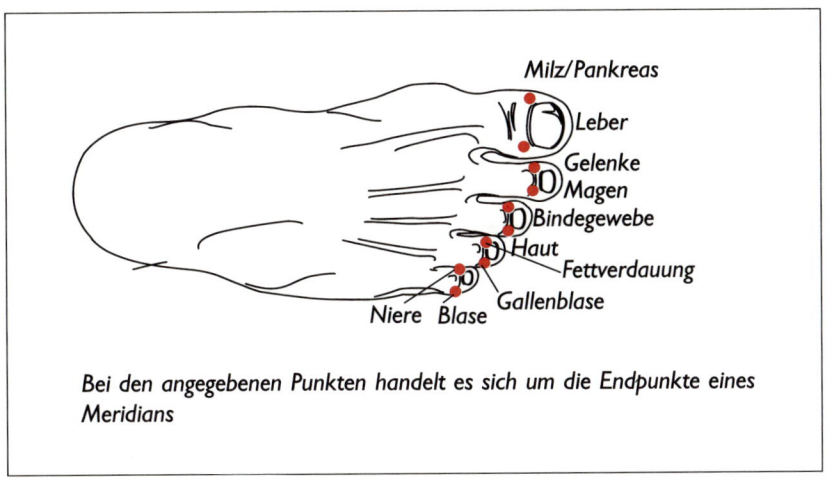

Bei den angegebenen Punkten handelt es sich um die Endpunkte eines Meridians

Bild 17 Lage der Akupunkturpunkte an den Zehen (sog. Nagelfalzpunkte)

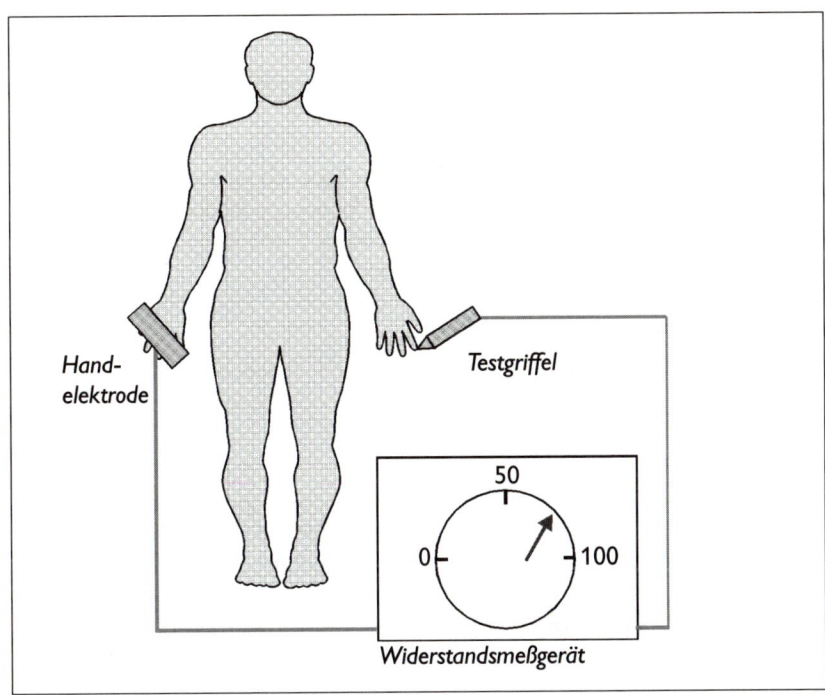

Abb. 18 Elektroakupunktur. Prinzip der Messung (schematisch)

Gibt man einem Patienten eine passive Elektrode in eine Hand, setzt eine zweite spitze Elektrode auf einen Akupunkturpunkt und legt eine Stromspannung von ungefähr 1 Volt an, so läßt sich ein Hautwiderstand messen. Auf einer Skala von 0 bis 100 wird der gemessene Wert mit einem Normwert von 50 verglichen. Liegt der Wert unter 50, dann ist zuwenig Energie vorhanden, ein Wert über 50 weist auf ein stärkeres Energiepotential hin. Ist die Zuordnung des gemessenen Punktes zu einem Organ bekannt, so ist der Elektroakupunkteur in der Lage, energetische Aussagen über das jeweilige Organ zu machen. Der Nürnberger Zahnarzt Dr. Kramer entwickelte für dieses Diagnosesystem einen speziellen Test, den sogenannten Reizstromtest, mit dem man den energetischen Zustand der einzelnen Zähne und auch der Bereiche messen kann, in denen früher einmal Zähne saßen. Auf diese Weise lassen sich Herde oder Störfelder im Zahn-Mund-Kiefer-Gebiet »austesten«. An bestimmten Punkten an Fingern und Zehen kann man weiterhin Amalgambelastungen oder Erkrankungen der Nachbarorgane der Zähne wie Nasennebenhöhlen und Lymphorgane überprüfen.

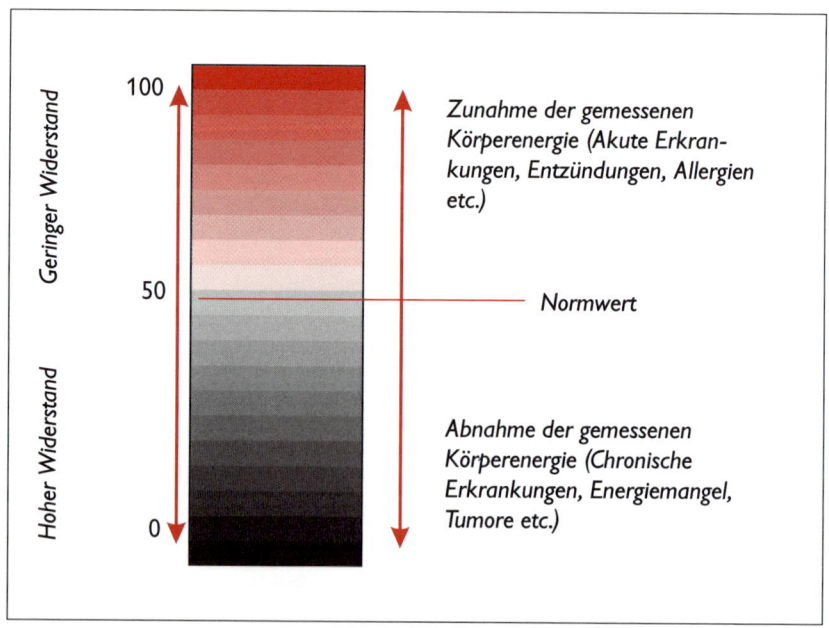

Abb. 19 Prinzip der Elektroakupunkturmessung (Widerstandsmessung)

Die Elektroakupunktur hilft da weiter, wo die Schulmedizin nichts mehr zu bieten hat. Zudem kann man Störungen bereits in einem sehr frühen Stadium erkennen, dann also, wenn man mit den relativ groben und oft invasiven Methoden noch nichts »sieht«.

Eine umfassende Untersuchung, sei es für den gesamten Körper oder auch nur für die Zähne, ist sehr zeitaufwendig und erfordert vom behandelnden Arzt ein sehr hohes konzentratives Engagement. Über die Diagnose hinaus lassen sich damit biologische Heilmittel austesten, ob sie für den Patienten »passen« oder nicht.

Bioelektronische Funktionsdiagnostik

Diese Methode ist eng mit dem Namen des Schweinfurter Zahnarzts Dr. Heinz Pflaum verbunden, der nach Wegen suchte, um die Meßverfahren der Elektroakupunktur grafisch darzustellen und dokumentierbar zu machen. Es werden dabei die Werte von etwa 40 bevorzugten und wichtigen Akupunkturpunkten (u. a. Lymphe, Leber, Nieren, Herz, Darm) aufgezeichnet und nach einem Reiz nochmals gemessen. Sämtliche Werte werden dabei grafisch als Balken dargestellt, so daß man einen guten Überblick über das energetische Gefüge des Menschen erhält. Im Vergleich zwischen erster und zweiter Messung kann man die Reaktionsfähigkeit des Körpers und der betreffenden Organe beurteilen. An Hand dieser Untersuchungsergebnisse kann dann die notwendige Behandlung viel gezielter angesetzt werden.

VEGAtest-Verfahren

Aus den beiden gerade beschriebenen Diagnosesystemen entwickelte der Zahnarzt und Allgemeinmediziner Dr. Dr. H. W. Schimmel nach Vorarbeiten des Erlanger Arztes Dr. Vill und des Frankfurter Arztes Dr. Maschke eine Methode, die im Gegensatz zu den vielen Meßpunkten der ersten beiden Verfahren mit nur einem Meßpunkt auskommt. An diesem Einzelpunkt können sämtliche Organe getestet werden. Man bringt die Körperorgane, Nerven oder Gelenke in Form von Testampullen mit diesem Punkt in Kontakt. Testampullen sind kleine Glasröhrchen, die bestimmte Substanzen, meist in homöopathischer Form, enthalten.

Beim VEGAtest (auch Vegetativer Reflextest genannt) sind es überwiegend Organpräparate. Diese Mittel werden in erster Linie von der Firma Wala hergestellt, indem man gesunde Tierorgane aufbereitet und dann homöopathisch potenziert.

Die VEGAtest-Methode ist am schwierigsten zu erlernen, hat aber den Vorteil, daß man als Tester nicht so schnell ermüdet.

Für dieses Verfahren existieren eine Reihe von Testsätzen, mit denen die abzuklärenden Fragen getestet werden können. So gibt es beispielsweise Hinweis-Testampullen zur Abklärung von Erdstrahlen- und Elektrosmogbelastung. Der Zustand des Immunsystems oder der Zustand körperlicher Erschöpfung kann geprüft werden, um nur einige zu nennen.

Für die Zahnheilkunde im weitesten Umfang habe ich zu den wenigen vorhandenen Testampullen eine Reihe von Möglichkeiten geschaffen, mit denen die Hauptprobleme untersucht werden können.

Dazu zählen: Zahn-Kiefer-Herde, Amalgam-, Spargold-, Kunststoff- oder sonstige Metallbelastungen etc.

Ein weiterer Vorteil dieses Verfahrens ist die Möglichkeit der quantitativen Erfassung von Belastungen, worauf in früheren Kapiteln bereits eingegangen wurde.

Das neueste Gerät, das VEGAtest expert bietet den großen Vorteil, daß im Gerät eine große Anzahl von Testampullen bereits abgespeichert sind, die bei Bedarf abgerufen werden können. Eine Schnittstelle zum PC wird demnächst weitere Möglichkeiten eröffnen.

Kinesiologie

Manche Ärzte oder Zahnärzte wollen sich von elektrischen und elektronischen Geräten unabhängig machen und ihre Tests mit den eigenen Händen durchführen. Seit etwa 16 Jahren hat sich in Deutschland die Methode der Kinesiologie für diese Zwecke durchgesetzt. Dabei handelt es sich um ein Muskeltestverfahren, von dem es wiederum eine Reihe von Variationen bis hin zur Psychokinesiologie gibt.

Der Grundgedanke ist in wenigen Worten folgender: Im Körper hängt alles mit allem zusammen. Zur Verfahrensweise: Ein Muskel eines Probanden wird auf eine gewisse Stabilität getestet. Wenn dieser Muskel für weitere Prüfungen geeignet ist, gibt man dem Probanden einen Stoff in die Hand, in den Mund oder auf den Leib, und der Körper reagiert sofort auf die Beeinflussung. Bei einer positiven Reaktion bleibt der Muskel stark. Hat hingegen die Substanz eine negative Auswirkung, so wird der Muskel augenblicklich schwach.

Auf diese Art und Weise lassen sich Homöopathika, Nahrungsmittel, Arzneien und auch Materialien austesten. Problematisch ist das Verfahren nur bei kleinen Kindern und kranken bzw. schwachen Personen. Daher wurden für diese speziellen Einsatzbereiche besondere Zusatzmöglichkeiten entwickelt, bei denen man eine weitere Person zu Hilfe nimmt.

Auf nähere Einzelheiten und das Wirkungsprinzip kann aus Platzgründen nicht eingegangen werden, es gibt aber zu diesem Thema sehr viel Literatur.

Sonstige Diagnoseverfahren der Biologischen Zahnheilkunde

Die Zähne und der gesamte Körper bilden eine Einheit. Diese Aussage ist in der normalen Zahnmedizin gar nicht so selbstverständlich. Man redet zwar darüber, aber das ist alles. Die Vertreter einer Biologischen Zahnheilkunde möchten jedoch ein wenig mehr über den Körper wissen. Aus diesem Grund versuchen sie mit Übersichtsverfahren den Zustand des Gesamtorganismus zu erfassen.

Dafür gibt es einige Methoden, von denen ich drei in Kurzform darstellen möchte.

1. Decoder-Dermografie und ähnliche Diagnoseverfahren

   Hierbei geht es um eine Messung der sogenannten Regulationsfähigkeit des Menschen bzw. seines Bindegewebes. Es werden am Körper (Kopf, Hände und Füße) sechs Elektroden angelegt. Mit einer zweimaligen Messung kann man auf einer Grafik die Fähigkeit der einzelnen Körperregionen zur Reaktion auf Reize von außen ablesen und damit den Zustand des Bindegewebes und in letzter Konsequenz auch das Immunsystem des Patienten beurteilen. Eine Variante dieser Methode mißt speziell den Kopfbereich. Die wichtigsten Aussagen dieser Verfahren stellen die Regulationsstarren dar, das heißt, der Körper hat in bestimmten Bereichen die Fähigkeit verloren, auf Reize von außen adä-

95

quat zu reagieren. Gerade diese Fähigkeit zur Reizbeantwortung ist aber einer der Grundpfeiler allen Lebens. In diesen Bereichen muß daher eine gezielte Therapie ansetzen und als erstes die Regulationsblockaden auflösen.

2. Thermografie

Im Gegensatz zur elektrischen Decoder-Dermografie handelt es sich bei dieser Methode um eine Beurteilung der Reaktion des Körpers auf Temperaturreize. Die Messung wird in einer Balkengrafik dargestellt, so daß man das Regulationsverhalten deutlich ablesen kann.

3. Kirlian-Fotografie (Energetische Terminalpunkt-Diagnose)

Russische Forscher legten den Grundstein für diese Methode, die von dem Heilpraktiker Mandel systematisch weiterentwickelt wurde, so daß sie bestimmte Aussagen für medizinische Zwecke liefern kann. Dabei wird mit einem speziellen Gerät unter Zuhilfenahme einer schwachen Hochfrequenzspannung je ein Schwarzweißbild vom sogenannten Aurakranz um die Finger- und Zehenspitzen angefertigt und diagnostisch ausgewertet. Die Aura gibt Aufschluß über die jeweilige körperliche bzw. geistig-seelische Befindlichkeit des Patienten.

Mandel unterscheidet drei Hauptphasen:

1. Endokrines Stadium. Am Beginn einer Erkrankung stehen die Dysbalance der hormonellen Steuerung und damit die ersten Störungen des vegetativen Systems.

2. Toxisches Stadium. Dabei handelt es sich teilweise um akute und subakute Vorgänge, durch die der Körper Gifte und Ablagerungen auszuscheiden versucht.

3. Chronisch-degeneratives Stadium. Hier zeigen sich Erschöpfungen, Immunschwächen und sämtliche Erkrankungen, die mit dem Begriff chronisch verbunden werden.

Zwischen diesen drei Hauptstadien gibt es natürlich Zwischenphasen. Die Kirlian-Fotografie hat den großen Vorteil, daß sich eingetretene Änderungen während eines Behandlungsverlaufs sehr schnell aufzeigen lassen.

Vor einer Reihe von Jahren wurde mit Farbaufnahmen experimentiert, auf denen wesentlich mehr zu sehen war als auf den Schwarzweißbildern. Doch sind diese Aufnahmen einfach zu aufwendig für eine normale Praxis.

Anwendungsgebiete der Homöopathie in der Biologischen Zahnheilkunde

Das Wirkungsprinzip der Homöopathie

Falls Sie noch nie mit dieser Heilmethode in Berührung gekommen sind, werden Sie vielleicht erst einmal verunsichert sein. Viele Ärzte und natürlich auch Patienten schwören darauf, für andere ist alles Humbug, Einbildung und Scharlatanerie. Leider muß man den meist hartnäckigen Gegnern vorwerfen, daß sie sich nie die Mühe einer intensiven Auseinandersetzung mit dieser Art von Heilkunde gemacht haben.

Kinder und Tiere reagieren besonders gut auf Homöopathika. Und bei ihnen kann man den Faktor »Einbildung« getrost beiseite schieben.

Die Homöopathie geht auf den deutschen Arzt Dr. Samuel Hahnemann (1755–1843) zurück. Im Gegensatz zur Allopathie, wie er es nannte, die den Menschen mit Unmengen von Chemikalien traktiert, arbeitet man in der Homöopathie mit kleinsten Mengen von Wirkstoffen.

Ausgangsstoffe für die Homöopathie sind Mineralien, Pflanzen und Tiere/Tierprodukte. Diese Stoffe werden allerdings nicht nur verdünnt, wie immer wieder fälschlich behauptet wird, sondern sie werden bei jedem Verdünnungsschritt verschüttelt. In der Fachsprache nennt man das Potenzieren oder Dynamisieren. Darauf beruht offenbar das Geheimnis der Wirkung. Das schwierigste jedoch ist die Wahl des richtigen Mittels. Dies kann man ohne Übertreibung als Kunst bezeichnen.

Um Ihnen das Vorgehen etwas zu veranschaulichen, gebe ich Ihnen zwei Beispiele, die zwar ein wenig abgedroschen, aber lehrreich sind.

Wenn Sie Zwiebeln schälen und schneiden, dann wird es Ihnen wie allen anderen Menschen ergehen: die Augen tränen, die Nase läuft, das Sekret ist dünn und scharf. Kommt jetzt ein Patient in die Praxis eines homöopathischen Arztes mit ebendiesen Krankheitszeichen, nämlich dünnflüssiger, heller Schnupfen mit tränenden Augen, so wird ihm der Arzt die Zwiebel verordnen. Jetzt aber nicht als echte Küchenzwiebel, sondern als Allium cepa (lateinischer Ausdruck für Zwiebel) in homöopathischer Form, z. B. als D 4 oder D 6. Die Zahlen hinter dem D (für Dezimal) stehen für die Anzahl der Verdünnungen (Verschüttelungen).

An diesem Beispiel wird auch das homöopathische Grundprinzip klar. Das lautet nämlich: Similia similibus curentur – Ähnliches möge durch Ähnliches geheilt werden. Die Zwiebel verursacht eine bestimmte Art von Schnupfen. Als Homöopathikum ist sie genau das Mittel, um einem solchen Schnupfen den Garaus zu machen.

Das zweite Beispiel ist ebenfalls leicht nachvollziehbar. Sicher haben Sie irgendwann die Wirkung von Brennesseln auf der Haut kennengelernt. Es brennt, es zeigen sich leichte Erhebungen auf der Haut, sie ist gerötet, und man hat das Bedürfnis, dauernd zu kratzen. Wenn ein Patient mit solchen Symptomen zu einem homöopathischen Arzt kommt, dann wird dieser sofort an Urtica urens (lateinischer Name für Brennessel) denken und dem Patienten dieses Mittel als Homöopathikum verordnen oder geben.

Nun werden Sie ganz euphorisch denken: Also wenn das so einfach ist! Aber das ist es nicht. Es ist wesentlich schwerer, aber diese Beispiele eignen sich gut zum Verständnis des Wirkungsprinzips der Homöopathie.

Neben solchen Einzelmitteln, wie sie in den Beispielen genannt sind, die aus einer einzigen Substanz gewonnen werden, gibt es noch die sogenannten Komplexmittel. Hierbei handelt es sich um eine Komposition verschiedener Einzelmittel, die eine ähnliche Wirkungsrichtung haben. Sie können sie oft an den Namen erkennen: Lebertropfen, Nierenelixier, Nervendragees etc. Die Namen von drei Sonderformen der Homöopathie sollten Sie auch wenigstens einmal gehört haben:

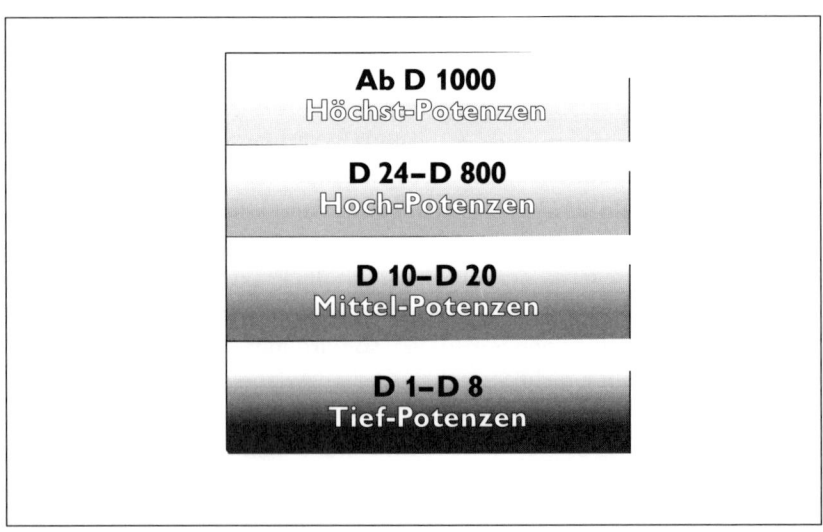

Abb. 20 Homöopathie. Potenzierungsstufen in der Homöopathie

- Isopathika: homöopathisierte Gifte, Materialien und Chemikalien
- Nosoden: Sie werden aus erkrankten Körperorganen, aus krankhaften Körpersekreten, aus Bakterien, Viren, Pilzen u. a. hergestellt. Zuvor erfolgt eine gründliche Sterilisierung.
- Organpräparate: Gesunde Organe von biologisch aufgezogenen Tieren werden homöopathisiert. Sie dienen als wichtige Helfer bei der Heilung und haben nichts mit Frischzellen und ähnlichem zu tun. Das Thema BSE können Sie in diesem Zusammenhang getrost vergessen.

Wie verabreicht man homöopathische Mittel?

Sie liegen entweder als Tropfen, als Tabletten, als Globuli (Milchzuckerkügelchen) oder in Ampullenform vor. Manche Homöopathika, besonders Komplexmittel, sind nur als Ampullen lieferbar. Diese müssen nicht immer gespritzt, sondern können auch getrunken werden.

Für die Einnahmehäufigkeit gelten die Faustregeln:

- Je niedriger die Zahl hinter dem D, desto öfter können oder müssen die Mittel genommen werden; D 4 oder D 6 kann auch mehrmals am Tag eingenommen werden.
- Je höher die Zahl hinter dem D, desto seltener dürfen die Mittel genommen werden, D 10 etwa zweimal täglich, D 12 einmal täglich, D 30 einmal in der Woche und D 200 nur alle drei Wochen.
- Bei noch höheren Potenzen gelten entsprechend größere Zeitabstände.
- Diese Angaben gelten als grobe Faustregel; es gibt einige homöopathische Ärzte oder Heilpraktiker, die sich nicht an diese Einnahmeregeln halten.

Noch ein Tip zur Einnahme von Tropfen: Sie enthalten bis zu 64 % Alkohol. Warum in dieser Höhe, ist mir immer noch unverständlich. Da Alkohol auf der Zunge brennt, ist es wesentlich besser, die Tropfen in ein halbvolles Glas mit stillem Wasser zu geben und dieses dann schluckweise zu trinken.

Behalten Sie Homöopathika immer eine Zeitlang im Mund, bevor sie sie herunterschlucken, denn über die empfindliche Mundschleimhaut findet bereits die erste Aufnahme des Heilmittels statt. Der Wirkungseintritt erfolgt dann rascher.

Was sollte noch beachtet werden?

- Homöopathika dürfen nicht zu den Mahlzeiten eingenommen werden. Ich schlage meinen Patienten folgenden Zeitpunkt vor: entweder 10 Minuten vor dem Essen oder eine halbe Stunde danach.
- Rauchen und Kaffee setzen die Wirkung der Mittel stark herab.

- Problematisch sind auch die allopathischen Mittel, die oft zu leichtfertig und aus Bequemlichkeit verordnet und eingenommen werden. Bei einem Menschen, der viel davon schluckt, ist ein Erfolg kaum oder selten zu erwarten.

Angst vor dem Zahnarzt

Niemand geht gern zum Zahnarzt, es sei denn – so könnte man humorvoll sagen –, er ist masochistisch veranlagt. Besonders Kinder, die schon einmal schlechte Erfahrungen auf dem Zahnarztstuhl gemacht haben, können ihre Angst nur schwer überwinden. Vielleicht können Sie aus Ihrem Familienleben eine Episode dazu beitragen. Ich will Ihnen sagen, wie man dieses merkwürdig-unangenehme Gefühl, das bis zur Panik eskalieren kann, etwas in den Griff bekommt – beim Kind, damit der Zahnarztbesuch für den kleinen Patienten, aber auch für den Zahnarzt nicht zum Alptraum wird, beim Erwachsenen, damit er nicht schon Tage vorher aufgeregt ist und unter Angstgefühlen leidet.

- Das ängstliche Kind
  Die Homöopathie empfiehlt das Mittel Chamomilla D 30. Meine Versuche damit waren wenig erfolgreich. Oft kamen die Kinder noch munterer oder aufsässiger ins Behandlungszimmer, nachdem sie das Mittel ungefähr eine halbe Stunde vorher im Wartezimmer eingenommen hatten. Bei einem Typus von Kind scheint es jedoch hilfreich zu sein: bei jenen wütenden Kleinen, die sogar auf ihre Begleitpersonen, meistens die Mütter, einschlagen.
  Ansonsten ist es empfehlenswert, sich mit dem Konstitutionstyp des Kindes zu befassen (Konstitution ist die Summe der angeborenen und erworbenen Reaktionsmuster eines Menschen). Rundliche, etwas träge, blonde Kinder sprechen gut auf Calcium carbonicum D 30 oder D 200 an. Am besten lassen Sie sich von Ihrem Zahnarzt einige Globuli mitgeben, so daß die Vorbehandlung schon zu Hause erfolgen kann. Im Notfall muß man die Mittel zuvor im Wartezimmer geben.
  Beim schlanken Typ sollte man es mit Calcium phosphoricum D 30 versuchen.
- Der ängstliche Erwachsene
  Falls Sie jedesmal, wenn ein Zahnarzttermin auf Ihrem Kalender steht,

ein flaues Gefühl in der Magengegend überfällt, sollten Sie es einmal mit Argentum nitricum D 10 oder D 30 versuchen. Dieses Mittel hilft manchmal auch bei Lampenfieber oder bei Angst vor einer Prüfung.

Wenn Sie vor dem Zahnarztbesuch kribbelig und unruhig sind und Ihre Hände und Füße kaum stillhalten können, nehmen Sie vorher Magnesium phosphoricum D 10 oder D 12.

Geht Ihre Angst sogar so weit, daß Sie in der Nacht zuvor schlecht schlafen, dann hilft Coffea D 10. Gut bewährt hat sich das Komplexmittel Arkanoplex 5 (Kairos Remedia), denn es enthält u. a. Zink, Hafer und Hopfen in homöopathischer Form.

Der erste Zahn

Wenn Sie Kinder haben, dann ist Ihnen die Zeit der ersten Zahnung sicher noch gut in Erinnerung. Einige unruhige oder gar schlaflose Nächte gehören für Sie mit dazu. Und gar nicht so selten war der Durchbruch des ersten Zahns bei Ihrem Kind mit Fieber verbunden. Aus symbolischer Sicht ist es offenbar für den Säugling ein schwieriges Unterfangen, erstmals mit den »harten Aspekten« des Lebens konfrontiert zu werden.

Bei kleinen Kindern, wie bei Kindern überhaupt, wirken Homöopathika besonders gut. Nun werden sich die meisten Mütter aber bei Problemen der ersten Zahnung eher an den Kinderarzt als an den Zahnarzt wenden. Ein Antibiotikum – wegen des Fiebers – sollte keinesfalls gegeben werden. Hier einige Tips zur Selbsthilfe:

- Chamomilla D 30 als Globuli. Unruhigen Kindern, bei denen das Herumtragen auf dem Arm hilft, gibt man abends 1–2 Globuli.

Kommt noch Fieber hinzu, wird man mit Chamomilla allein nicht auskommen. Empfehlenswert sind dann:

- Ferrum phosphoricum D 12 als Globuli
- oder Difoss N Globuli (Firma Pekana) (von beiden Mitteln gibt man mehrmals täglich 1–2 Globuli)
- Viburcol Zäpfchen (Firma Heel) (ein- bis zweimal täglich 1 Zäpfchen). Wie Difoss N enthält Viburcol Komponenten, die eine günstige Wirkung auf das Begleitfieber haben.

Entzündungen und Schwellungen im Mund

Es ist empfehlenswert, immer einige homöopathische Mittel als Helfer in der Not zu Hause zu haben. Nicht, daß ich Ihnen ausschließlich die Eigentherapie empfehlen möchte, sondern nur als Überbrückung. Meistens wird man mit Problemen konfrontiert, wenn man am wenigsten darauf eingestellt ist.

Wenn Sie also eine Entzündung oder Schwellung im Mund am Zahn oder Zahnfleisch (das gilt ebenso für Furunkel o. ä.) bemerken, so hat sich folgendes Mittel bewährt:

• Hepar sulfuris D 8 oder D 10, stündlich 1 Tablette oder 10 Globuli oder 10 Tropfen

Ebenso können Sie die Komplexmittel Traumeel S oder Odonton-Echtroplex nehmen, die neben Hepar sulfuris unter anderem noch Arnica und Echinacea enthalten.

Aphthen (Zungen- oder Wangenschleimhautbläschen)

Bei Aphthen handelt es sich um kleine, grauweiße schmerzhafte Flecken auf der Mundschleimhaut, die von einem roten Hof umgeben sind. Sie treten bevorzugt ab der Pubertät auf und können ein Hinweis auf Verdauungsstörungen sein. Manche Menschen sind erblich bedingt dafür anfälliger. Auf jeden Fall sind diese Bläschen lästig und schmerzhaft. In schweren Fällen können größere Bereiche der Mundschleimhaut betroffen sein. Ein gutes Hausmittel dagegen ist Prothesenhaftpulver. Diesen Tip habe ich von einem amerikanischen Zahnarzt: Nehmen Sie ein Wattestäbchen, machen Sie es etwas feucht, und tauchen Sie es in das Haftpulver. Dann tupfen Sie es auf die schmerzhafte Stelle, die Sie vorher etwas trocknen sollten. Das im Prothesenhaftpulver enthaltene Tragant trocknet die Aphthen aus. Das Haftpulver bekommt man für wenig Geld in der Apotheke oder im Drogeriemarkt. Sie können auch Ihre Eltern oder Großeltern danach fragen, falls diese Prothesenträger sind.

Aus der homöopathischen Apotheke hat sich bewährt:

• Borax D 12 Tabletten oder Globuli. Zweimal täglich 10 Globuli oder 1 Tablette

• Borax N Tropfen (Firma Kattwiga). Dieses Komplexmittel kann generell

bei sämtlichen Entzündungen im Mundraum eingesetzt werden; zwei-
bis dreimal täglich 10 Tropfen.

Achten Sie in solchen Situationen auch auf die Ernährung. Alles Scharfe
und Saure gehört in dieser Zeit nicht auf den Speisezettel: also Pfeffer,
Curry, Paprika, Zitronensaft, Essig usw. meiden!

Herpes (Lippenbläschen)

Wenn Sie niemanden zu einem Kuß verlocken können, weil Sie um den
Mund herum von Bläschen entstellt sind, dann hat das Herpesvirus zuge-
schlagen (medizinisch: Herpes simplex oder Herpes labialis). Grundsätzlich
ist das immer ein Zeichen, daß zu diesem Zeitpunkt das Immunsystem
nicht optimal funktioniert.

Ist der Herpes erst einmal in voller »Blüte«, dann ist eine Heilung etwas
langwierig. Entscheidend ist immer, daß Sie sofort, also bei den leisesten
Anzeichen, etwas unternehmen:
• Propolissalbe auf die Stelle auftragen
• Herpes simplex D 10 (Staufen-Pharma) einnehmen; zwei- bis dreimal
  täglich 1 Tablette oder 10 Globuli
• Arkanoplex 100 (Kairos Remedia) nehmen, das den Körper bei sämtlichen viralen Belastungen unterstützt; zwei- bis dreimal täglich 10 Tropfen

Meiden Sie außerdem bei Herpes Zucker, Süßigkeiten, scharfe Gewürze
und Schweinefleisch. Denken Sie auch daran, daß aggressive Flüssigkeiten
wie Essig oder Zitronensaft möglichst nicht in den Mund gelangen sollten.
Wenn Herpes häufig auftritt, so nehmen Sie ruhig einmal ein Vitamin-B-
Präparat und dazu homöopathisches Eisen (die normalen handelsüblichen
Eisenpräparate zum Einnehmen sind meistens ungeeignet, da sie entweder
zu Verstopfung führen oder den Stuhl schwarz färben, aber den Eisenspie-
gel kaum erhöhen). Aus der Pflanzenheilkunde wären noch rote Bete zu
empfehlen.

Zahnschmerzen

Zahnschmerz ist eine der unangenehmsten Schmerzformen. Mir sind Äußerungen von Patientinnen gegenwärtig wie: »Lieber noch ein Kind zur Welt bringen als noch einmal diese Zahnschmerzen!«

Oft ist ein Zahnarztbesuch bei heftigen Schmerzen nicht sofort möglich, daher einige Tips zur Selbsthilfe als Überbrückung:

• Ein probates Mittel entstammt der Akupunktur. Nehmen Sie den Zeigefinger der gleichen Seite, auf der Sie den Zahnschmerz spüren. Sehen Sie sich nun Ihren Fingernagel an.

Von der unteren, dem Daumen zugewandten Ecke des Fingernagels gehen Sie ungefähr 1½ mm nach links unten. Hier liegt auf der Haut der Akupunkturpunkt Dickdarm 1. Drücken Sie ihn etwa 10–15 Minuten mit dem Daumennagel der anderen Hand oder mit einem anderen stumpfspitzen Gegenstand. Die Haut darf dabei nicht verletzt werden. Das kann Ihnen vielleicht bis zum Zahnarzttermin Linderung verschaffen.

• Sehr hilfreich ist Kalantol A (Firma Phönix), eine Mischung verschiedener Bestandteile. Nehmen Sie ein rundes Abschmink-Wattepad, drehen Sie es zu einer Rolle, und tropfen Sie ungefähr 20–30 Tropfen der leicht öli-

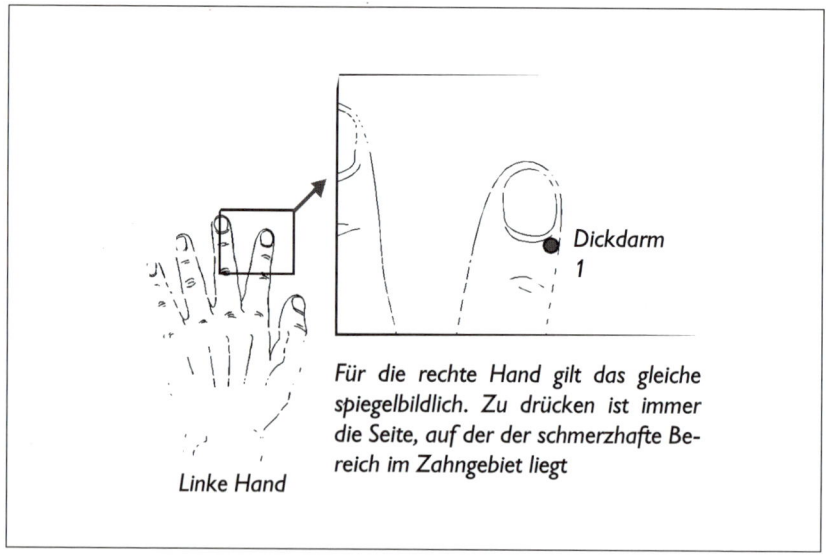

Dickdarm 1

Für die rechte Hand gilt das gleiche spiegelbildlich. Zu drücken ist immer die Seite, auf der der schmerzhafte Bereich im Zahngebiet liegt

Linke Hand

Abb. 21 Zahnschmerzpunkt (Punkt Dickdarm 1 der Akupunktur)

gen Flüssigkeit darauf. legen Sie die Watterolle nunmehr direkt neben der Schmerzstelle in den Mundvorhof. Ein bis zwei Stunden dort belassen, wirkt oft wahre Wunder.

- Als homöopathisches Einzelmittel kommt Aconitum (deutsch: Sturmhut) D 10 (stündlich entweder 10 Globuli, Tropfen oder 1 Tablette) in Frage. Aconitum ist vor allem geeignet, wenn die Schmerzen bei kaltem Wind stärker werden.
- Im großen und ganzen ist es für den Laien schwer, das richtige Einzelmittel zu finden bzw. vorrätig zu haben. Daher ist der Griff zu einem Komplexmittel in der Not besser und meist erfolgreicher als die lange Suche nach einem Einzelmittel. Zu empfehlen wäre: Traumeel S Heel (bis zu stündlich 1 Tablette oder 10 Tropfen).

Sämtliche genannten Mittel sind natürlich keine Dauerlösung. Sie ersetzen nicht den Gang zum Zahnarzt. Nach der Beurteilung der Art der Schmerzen und nach Einsicht in die Röntgenaufnahme wird er über die Weiterbehandlung entscheiden:

- Der Zahn wird geöffnet (Fachwort trepanieren), damit sich der Druck und die Entzündung nach außen entleeren können.
- Der Zahn wird gezogen, da keine Heilungschance mehr besteht.
- Sollten die Beschwerden mehr vom Zahnfleisch oder einer Zahnfleischtasche ausgehen, wird der Zahnarzt durch Säuberung der Zahnfleischtasche bzw. durch Einlage von Medikamenten den Zustand verbessern.

Mit den homöopathischen und naturheilkundlichen Mitteln kann man die Schmerzen nicht immer völlig beseitigen. Aber man erreicht oft etwas sehr Wichtiges: Im akuten oder hochakuten Schmerzzustand wirken die Spritzen, die Ihnen der Zahnarzt zur Betäubung gibt, häufig nicht oder nur schwach. Was das bedeutet, können Sie sich lebhaft ausmalen. Die Behandlung wird zur höllischen Tortur für den Patienten und zur Qual für den Zahnarzt. Gelingt es vorher schon, den akuten Zustand zu reduzieren, ist die Folgebehandlung nicht mehr ganz so dramatisch.

Auch wenn Zahnschmerzen nicht permanent, sondern nur sporadisch auftreten, ist der Gang zum Zahnarzt angesagt:

- Zahnschmerzen nur bei kalten Getränken oder bei kaltem Wind: Sie sollten sich baldmöglichst einen Termin zum Nachsehen geben lassen.
- Zahnschmerzen bei warmen Speisen und Getränken: Hier ist Gefahr im Verzug. Suchen Sie so schnell wie möglich einen Zahnarzt auf. Es kann sonst sein, daß die nächste Nacht für Sie recht unangenehm wird.

Zahnfleischerkrankungen

Die Zahnheilkunde unterscheidet hier zwischen

- Gingivitis, einer Entzündung der oberflächlichen Anteile der Gingiva (Zahnfleisch), und
- Parodontitis, bei der die entzündlichen Vorgänge bereits auf tiefere Bereiche des Zahnhaltegewebes fortgeschritten sind.

Bei einer Gingivitis können Sie sich in der Regel selbst helfen, und zwar durch

- gründliche Zahnpflege,
- Verwendung einer Munddusche mit Zusatz von biologischen Spülmitteln,
- Spülen mit Mundwässern wie Calendula Essenz (Firma Weleda oder Wala).

Bei unklaren oder therapieresistenten Entzündungen des Zahnfleisches sollte im Zweifelsfall ein Internist zur Abklärung hinzugezogen werden.

Eine Parodontitis erfordert in der Regel das Eingreifen des Zahnarztes:

- Reinigung der Zahnfleischsäume und -taschen
- Ausschalten von Reizfaktoren wie überstehende Füllungen oder Kronen

Zusätzlich können Sie als Heimtherapie anwenden:

- Periodontium/Silicea comp Ampullen (Wala); täglich 1 Ampulle öffnen, den Inhalt längere Zeit im Mund behalten und dann herunterschlucken.
- Kommt noch ein chronischer Rückgang des Zahnfleisches hinzu: Periodontium/Stannum comp Ampullen (Wala); die Einnahme erfolgt wie oben.

In diesem Kapitel muß ich noch eine vielfach vorgebrachte Illusion zerstören. Wenn ein Rückgang des Kieferknochens vorhanden ist, dann gibt es in der Biologischen Medizin keine Mittel, diesen Knochen zu regenerieren. Weder Homöopathika noch Mineralien, noch Vitamine oder irgendwelche Spülungen sind dazu in der Lage. Die einzige Behandlungsmöglichkeit besteht aus einer Kombination aus klassischer Parodontaltherapie, um die Zahnfleischtaschen zu entfernen, und biologischen Mitteln, um den Heilungsprozeß zu unterstützen.

Das wünschenswerte Ziel wäre: Soviel wie möglich an erhaltenswürdigen und erhaltungsmöglichen Zähnen zu retten.

Unterstützung beim Zähneziehen oder bei Zahnoperationen

Dieses Untergebiet der Zahnmedizin ist für die Homöopathie sehr gut geeignet. Sofern Ihnen schon einmal ein Zahn gezogen wurde oder, schlimmer noch, herausoperiert werden mußte, haben Sie sicher nicht die besten Erinnerungen daran:

- Die Wange war geschwollen, später wurde sie blau, dann grün.
- Sie hatten Schmerzen und konnten vielleicht nachts nicht schlafen.
- Möglicherweise fühlten Sie sich danach richtig krank und hatten sogar Fieber.

Das muß nicht sein. Um diese unangenehmen Begleiterscheinungen auf ein erträgliches Mindestmaß zu reduzieren, gibt es eine Reihe homöopathischer Mittel:

- Arnica (deutsch: Bergwohlverleih). Es ist *das* Mittel bei sämtlichen Verletzungen, Prellungen, Schwellungen und Verstauchungen. Man gibt es in den Potenzen D 6, D 8 oder D 10. Zusätzlich können Sie es auch als Salbe äußerlich auf die betroffenen Stellen reiben. Es sollte in keiner Hausapotheke fehlen.
- Symphytum (deutsch: Beinwell). Dieses Mittel fördert besonders die Heilung bei sämtlichen Knochenverletzungen, von der Zahnwunde bis zum Beinbruch. Potenzierung wie bei Arnica. Auch als Salbe erhältlich.
- Hypericum (deutsch: Johanniskraut). Das Mittel wirkt wohltuend und lindernd bei allen Nervenschmerzen, die nach Operationen im Kiefer häufig vorkommen. Die Potenzierung ist ähnlich wie bei Arnica. Besonders wirkungsvoll erweist es sich darüber hinaus bei Gehirnerschütterungen. Zu guter Letzt hat Hypericum bei depressiven Verstimmungen eine aufhellende Wirkung auf die Psyche.
- Ruta (deutsch: Weinraute) hat gute Wirkungen, wenn die Knochenhaut (Fachwort Periost) mit verletzt ist. Ich nenne es das Fußballermittel, es hilft nämlich auch beim schmerzhaften Tritt gegen das Schienbein.

Neben diesen »Standard«-Mitteln, wie ich sie einmal nennen will, obwohl das dem Gedankengut der Homöopathie nicht entspricht, empfehlen einige Ärzte bei Störfeldern an den Zähnen zusätzlich

- Phytolacca (deutsch: Kermesbeere). Man sagt diesem Mittel eine Art Streuschutz nach.

Neben diesen Einzelmitteln haben einige Firmen Kombinationsmittel entwickelt, die außer den eben erwähnten Komponenten weitere Bestandteile enthalten. Bewährt haben sich besonders:

- Traumeel S (Firma Heel) als Tabletten, Tropfen oder auch Ampullen
- Odonton Echtroplex (Firma weber & weber) als Tropfen
- Symphytum similiaplex (Firma Pascoe) als Tropfen
- Symphytum comp (Firma Wala) als Globuli oder Ampullen (ohne Alkohol)

Wie sollen Sie nun im Ernstfall diese Heilmittel einnehmen?

Als Standard hat sich bewährt:

- Drei Tage vor dem Eingriff mit etwa dreimal täglich 10 Tropfen (oder dreimal täglich 1 Tablette) beginnen, um den Körper gut vorzubereiten, und diese Therapie bis ungefähr 10–14 Tage nach dem Eingriff fortsetzen. Sehr wichtig: Die ersten drei Tage nach dem Eingriff sind die wichtigsten für eine gute Heilung.

Als Zusatzbehandlung sollten Sie am ersten Tag das Gebiet von außen gut kühlen, und zwar am besten in Intervallen, d. h. eine halbe Stunde kühlen, eine halbe Stunde aussetzen usw.

Nach einem Eingriff muß der Körper neuen Knochen aufbauen. Vermeiden Sie daher unbedingt exzessive Süßigkeitenorgien, da sonst der Calcium- und Phosphorhaushalt unnötig strapaziert wird. Diese Mineralien sind nämlich die Garanten für den »Wiederaufbau«. Sonst besteht die Gefahr einer Restostitis (siehe unter *Chronische Kieferostitis*).

Berücksichtigen Sie immer eines: Für die vollständige Regeneration des Kieferknochens sind ungefähr acht Monate nötig.

Förderung der Entgiftung

Im Kapitel über das Amalgam war bereits von Entgiftung die Rede. Warum ist dieser Punkt so ungeheuer wichtig? Wenn der Zahnarzt das Amalgam aus den Zähnen entfernt und andere Füllungen einsetzt, dann ist das Amalgam zwar als riskanter »Nachschubfaktor« aus dem Mund verschwunden. Aber die jahrelangen Abgaben in kleinen und kleinsten Mengen an den Körper sind damit noch nicht aus der Welt. Amalgamreste befinden sich irgendwo im Organismus als Depots und können zum Unruhestifter werden. Um den Körper nun auch davon zu befreien, muß im Anschluß an die Entfernung noch eine gründliche Entgiftung vorgenommen werden. Das geschieht am besten mit homöopathischen Mitteln, da bei ihnen die Nebenwirkungen am geringsten sind.

- Wichtiger Tip: Auch bei einer Ausleitung mit Homöopathika sind Reaktionen möglich. Das hat folgenden Grund:
- Der Körper trennt sich ziemlich abrupt von den Giften. Ist der Organismus nicht in der Lage, diese Toxine schnell genug auszuscheiden, dann kann das zu Reaktionen auf der Haut, an den Schleimhäuten oder im Darm führen.
- Eventuell ist die Dosierung der Mittel zu hoch. Dann muß man die Tagesdosis herabsetzen.
- Empfindliche Patienten sollten immer sehr niedrige Dosierungen einhalten.
- Sollten die Reaktionen sehr stark sein, kann Nux vomica D 6 oder D 10 als Globuli oder Tabletten helfen.

Ausleitungsbehandlungen kommen außer bei Amalgam besonders bei Belastungen mit Spargolden, sonstigen unedlen Metallen und Kunststoffen in Frage. Von einer Selbstmedikation ist abzuraten. Diese Therapie sollte mit Ihrem Zahnarzt oder Arzt besprochen werden. Auf die Notwendigkeit einer Maßnahme möchte ich aber immer wieder hinweisen: Vergessen Sie das Trinken nicht! Nur so schaffen Sie zumindest eine der Voraussetzungen für die Ausleitung.

Behandlung des Lymphsystems

Auf die Funktionen des lymphatischen Systems wurde bereits eingegangen. An dieser Stelle möchte ich noch einige Tips zur Behandlung geben. Manchen Menschen sieht man einen Stau des Lymphsystems schon von weitem an: das Gesicht wirkt stets etwas verschwollen, morgens zeigen sich unter beiden Augen unschöne Tränensäcke. Zuerst muß in solchen Fällen immer überprüft werden, ob viel Amalgam im Mund vorhanden ist oder sogar Amalgam und Gold miteinander. Das Quecksilber hat nämlich eine negative Wirkung auf die Funktion des Lymphsystems. Als nächstes müssen Fragen der Ernährung abgeklärt werden, wie sie bereits im Kapitel *Das Lymphsystem: seine Bedeutung in der Biologischen Zahnheilkunde* beschrieben wurden.

Zeigen sich am Unterkieferrand oder am Hals Schwellungen der Lymphknoten, so muß die Ursache erforscht werden. Vielfach steckt ein chronischer Prozeß, ein Störfeld, ein toter Zahn oder eine chronische Kieferostitis dahinter, die ständig Giftstoffe oder Bakterien absondern und damit die Reaktion und Schwellung des oder der Lymphknoten hervorrufen.

Dann erst können Lymphmittel verabreicht werden. Die meisten Mittel tragen bereits einen Namen, der auf die Zielrichtung Lymphsystem hinweist, z. B.:

- Lymphdiaral-Tropfen (Firma Pascoe)
- Lymphaden Tropfen (Firma Hevert)
- Itires Tropfen (Firma Pekana)
- Arkanoplex 2 Tropfen (Firma Kairos Remedia)

Wollen Sie ganz gezielt die Lymphe aktivieren, so sind dafür die Lymphsalben ganz ausgezeichnet, z. B.:

- Itires Salbe (Firma Pekana)
- Lymphdiaral Salbe (Firma Pascoe)
- Unguentum lymphaticum PGM (diese Salbe ist auch ein gutes Mückenabwehrmittel)

Mit leichten Reibebewegungen massieren Sie die Salbe ein. Damit schlagen Sie gleich zwei Fliegen mit einer Klappe. Zum einen wirkt die manuelle Massage günstig auf die Lymphe, und zum anderen zieht die Salbe ein und aktiviert mit ihren Inhaltsstoffen die Lymphtätigkeit. Sie können die Salbe an jeder beliebigen Stelle anwenden, wo die Lymphe gestaut ist, nicht nur am Kopf, sondern beispielsweise auch an den Beinen.

Für die Massage ist eines wichtig: Alle Massagestriche müssen von der Peripherie zum Zentrum gehen, weil das der Richtung des Lymphflusses entspricht. Am Kopf gehen Sie am besten wie folgt vor: Nehmen Sie eine etwa erbsengroße Menge aus der Tube, und beginnen Sie an den Wangen und an der Gegend vor dem Ohr die Salbe langsam und leicht kreisend nach unten in Richtung Hals einzumassieren (nicht zur Mitte – da sitzt nämlich die Schilddrüse, und die sollten Sie tunlichst nicht unnötig reizen –, sondern mehr zur Halsseite). Wenn Sie einmal den Kopf zur Seite drehen, dann können Sie mit den Fingern den großen seitlichen Halsmuskel spüren. Direkt davor verlaufen die Lymphbahnen.

Schüßler-Salze – Salze des Lebens

Ein Oldenburger Arzt, der im letzten Jahrhundert lebte, gab diesen Mitteln seinen Namen. Sie sind im Grunde eine spezielle Form der Homöopathie und haben sich in meiner Praxis wie in meiner Familie sehr bewährt.

Mit den damaligen Möglichkeiten stellte Dr. Schüßler fest, daß der Körper aus einer Reihe von anorganischen Grundbausteinen besteht. Fehlt der Nachschub oder kommt es durch Fehlverhalten des Menschen zu einem Mangel, so wird er krank. Gibt man ihm jedoch diese Grundbausteine in homöopathischer Form, so wird der Körper offenbar zur Neubildung gesunder Zellstrukturen angeregt und normalisiert seinen Mineralhaushalt.

Dr. Schüßler entwickelte daraus seine Therapie der Biochemie mit insgesamt 12 Salzen (um genau zu sein: Es waren zunächst 12, später verwarf er eines der Salze wieder). Da mir diese Mittel für den häuslichen Gebrauch, speziell für die Zähne, sehr geeignet erscheinen, möchte ich Ihnen einige Tips aus meiner Praxis geben:

- Schüßler-Salz Nr. 1 (Calcium fluoratum)
  Als Kariesprophylaxe besser als das normale Fluor; für Kinder täglich 1 Tablette
- Schüßler-Salz Nr. 2 (Calcium phosphoricum)
  Als Kräftigungsmittel und zum Knochenaufbau geeignet; nach Operationen oder Extraktionen im Kiefergebiet zur Regeneration des Knochens (Dauer etwa acht Monate); täglich 1–2 Tabletten
- Schüßler-Salz Nr. 3 (Ferrum phosphoricum)
  Eines der probatesten Biochemiemittel, denn es enthält das lebenswichtige Eisen. Eisen ist ein Bestandteil des Blutfarbstoffs Hämoglobin, durch den der Sauerstoff transportiert wird. Während normale Eisentabletten nur schwer vom Körper aufgenommen werden, wird das homöopathische Eisen gut resorbiert. Bei Operationen im Zahn-Mund-Kiefer-Gebiet, vor allem aber bei Operationen mit großem Blutverlust sollte man an dieses Mittel denken (täglich je nach Zustand bis zu 6 oder 9 Tabletten). Das gilt auch für die monatliche Regel, wenn sie ständig mit starken Blutungen einhergeht. Ein weiterer Einsatzbereich ist der Beginn eines grippalen Infekts: Wer sich richtig

zerschlagen fühlt und davon überzeugt ist, daß eine kräftige Erkältung im Anmarsch ist, sollte sofort zum homöopathischen Eisen greifen (stündlich 5 Tabletten).

- Schüßler-Salz Nr. 5 (Kalium phosphoricum)
Zusammen mit Schüßler-Salz Nr. 7 gut bei Streß und nervöser Erschöpfung; besonders geeignet für Patienten mit Herzproblemen
- Schüßler-Salz Nr. 7 (Magnesium phosphoricum)
Bei Streß eines der besten Mittel gegen Verkrampfungen und Verspannungen; auch wenn Ihnen der Gang zum Zahnarzt als Streß erscheint
- Schüßler-Salz Nr. 11 (Silicea)
Bei schwachem Bindegewebe und bei Neigung zu Akne und Furunkeln. Silicea (Kieselsäure) ist für das Bindegewebe ebenso wichtig wie Calcium für die Knochen.

Die Wahl des richtigen Mittels

Homöopathie wird zu Recht als Heilkunst bezeichnet, denn die Wahl des richtigen Mittels ist eine wahre Kunst. Immerhin gibt es über 2000 verschiedene Mittel. Viele gibt Ihr Zahnarzt aus reiner Erfahrung heraus, so z. B. Arnica oder Symphytum bei allen Extraktionen oder Operationen im Kiefergebiet. Bei komplexeren Vorgängen muß man in bestimmten Symptomenkatalogen nachschauen. Diesen Vorgang nennt man Repertorisieren. Dabei fragt der Therapeut nach ganz merkwürdigen Dingen, für die sich sonst kein Arzt interessiert: Treten die Symptome nur zu bestimmten Zeiten auf? Werden die Schmerzen bei Bewegung stärker oder besser? Tut Wärme oder Kälte besonders gut?
Eine andere Methode der Findung eines Mittels ist die bereits beschriebene Elektroakupunktur, wobei man natürlich ohne ein größeres Wissen um das Wesen der einzelnen Mittel nicht auskommt. Ebenso wie die Elektroakupunktur kann die Kinesiologie eingesetzt werden.

Die naturheilkundlich-homöopathische Hausapotheke

Die meisten Menschen, und sicher auch Sie (ich selbst bilde da keine Ausnahme) hoffen und glauben stets, daß so etwas wie ein Notfall nicht eintritt. Und das ist auch gut so. Sonst wäre das Leben auf dieser Welt unerträglich, es gäbe nur Pessimisten, und die Versicherungen würden noch mehr Umsatz vermelden. Allerdings ist es sinnvoll, sich im Rahmen der Gesundheitsvorsorge ein kleines Heilmitteldepot für den Fall der Fälle einzurichten, genauso, wie Sie in Ihrer Tiefkühltruhe Vorräte liegen haben oder in Ihrem Keller Wein und andere Getränke aufbewahren. Die folgenden Homöopathika haben sich außer in der Zahnheilkunde auch in anderen medizinischen Bereichen bewährt. Am besten greift man zu Globuli:

Arnica D 10 Globuli Bei sämtlichen Verletzungen, Verstauchungen, Schwellungen, blauen Flecken, Zahnextraktionen, Operationen, 2–3mal täglich 10 Globuli

Calcium fluoratum D 12 Globuli Zur Kariesprophylaxe, 1mal täglich 10 Globuli

Ferrum phosphoricum D 12 Globuli Zur Unterstützung der körperlichen Abwehrkraft, bei leicht fiebrigen Zuständen; bei Müdigkeit der Kinder nach der Schule oder nach dem Sport; bei Blutarmut sowie nach Blutverlusten; 1–2mal täglich 10 Globuli, bei fiebrigen Zuständen öfter. Für diese Zwecke ist auch das Schüßler-Salz Nr. 3 zu empfehlen bzw. Aktinoplex 3 Madaus (enthält Ferrum phosphoricum als Potenzakkord in D 3, D 6 und D 12 und kann bis zu stündlich eingesetzt werden).

Hepar sulfuris D 10 Globuli Bei Schwellungen entzündlicher Natur, bei Eiterbildung, bei entzündeten Pickeln und Furunkeln; 2–3mal täglich 10 Globuli

Hypericum D 10 Globuli Bei Nervenschmerzen, Kopfschmerzen, besonders nach Unfällen, bei depressiven Verstimmungen; 2–3mal täglich 10 Globuli

Nux vomica D 10 Globuli Bei Unverträglichkeit von vielen Speisen, aber auch Medikamenten und Spritzen vom Zahnarzt; vorher und nachher 10 Globuli. Auch geeignet, wenn Sie einmal zu tief ins Glas geschaut haben.

Symphytum D 10 Globuli Bei sämtlichen Verletzungen der Knochen, bei Extraktionen und Operationen im Kiefergebiet, auch bei Knochenbrüchen; 2–3mal täglich 10 Globuli

Neben diesen homöopathischen Mitteln sind noch empfehlenswert:

Kahudyn Salbe (Firma elha) Bei sämtlichen Entzündungen oder Schmerzen; auf der Haut über den betroffenen Gebieten einreiben, beispielsweise bei Kiefergelenkbeschwerden

Kalantol A Tropfen (Firma Phönix) Bei Schmerzen im Kiefergebiet, an Zähnen, auch bei Druckstellen von Prothesen

Notfall-Tropfen (Rescue Remedy) der Bach-Blütenessenzen Bei Unwohlsein, Aufregung, Streß, Angst (auch vor dem Zahnarzt); entweder 5 Tropfen auf die Zunge geben oder damit die Schläfen bzw. die Stirn einreiben

Toxorephan-Komplex Tropfen (Firma Repha) Bei Erkältungen und Entzündungen, auch im Hals- und Rachenraum; enthält u. a. Echinacea D 4 und Belladonna D 4

Angocin Tabl. (Anti-Infekt N) (Firma Repha) Enthält die immunstärkenden Mittel Kapuzinerkresse und Meerrettichwurzel; auch gut für Mund- und Racheninfekte geeignet

---

Homöopathische Hausapotheke

Es gibt eine große Anzahl von praktischen Zusammenstellungen der gebräuchlichsten Homöopathika für den Alltag. Eine kleine Hausapotheke mit 28 Mitteln in einem Reiseetui liefert:
Volme-Apotheke, Bahnhofstraße 3, 58579 Schalksmühle, Telefon 0 23 55-63 70; Fax 0 23 55-30 70; Kosten ca. 120 DM. Eine Anleitung zur Anwendung liegt bei.

Bach-Blüten in der Biologischen Zahnheilkunde

Die Behandlung mit den Blütenessenzen nach Dr. Bach hat sich in erstaunlich kurzer Zeit in Deutschland durchgesetzt. Viele Patienten haben eine Reihe dieser Mittel bereits zu Hause. Dr. Bach war ein englischer Arzt, der von dem Gedankengut Hahnemanns, des Begründers der Homöopathie, sehr angetan war. Später hatte er die großartige Idee, die Blüten der heimischen Pflanzen als Heilmittel einzusetzen. Wie kam er darauf? In der Entwicklungsgeschichte der Pflanzen ist die Blüte eine Art Krönung – ebenso, wie es beim Menschen das Empfinden und Denken ist. Dr. Bach leitete aus dieser ähnlichen Entwicklung eine heilende Wirkung der Blüten auf die Psyche und das Denkmuster des Menschen ab.

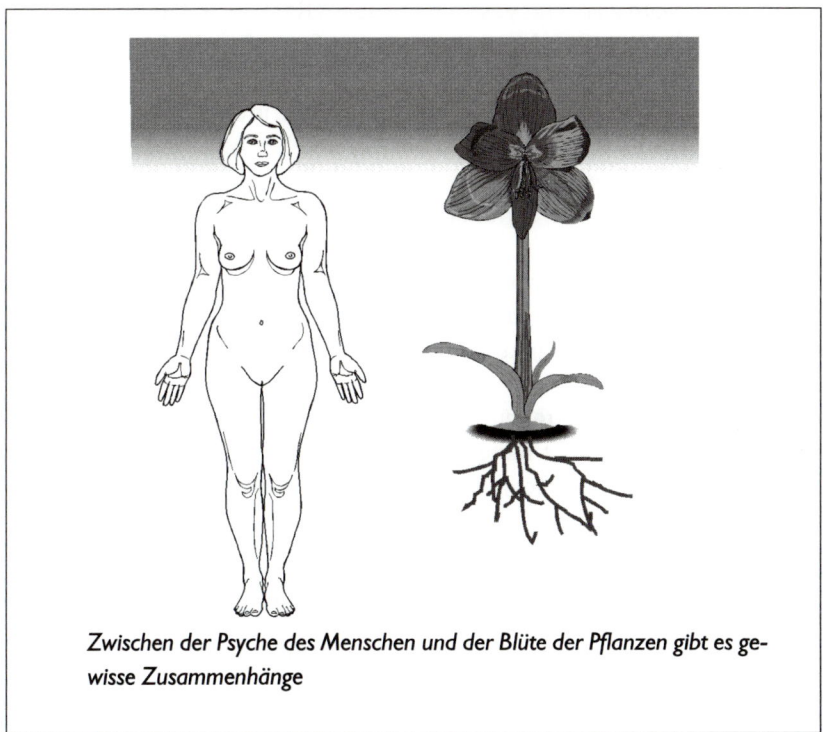

Zwischen der Psyche des Menschen und der Blüte der Pflanzen gibt es gewisse Zusammenhänge

Abb. 22 Blütenessenzen nach Dr. Bach

Die Blüten werden vorsichtig gepflückt und in Quellwasser für eine bestimmte Zeit im Sonnenlicht liegengelassen. Die Blütenextrakte werden mit Alkohol haltbar gemacht.

Insgesamt fand Dr. Bach 38 Essenzen intuitiv heraus. Zusätzlich gibt es die sogenannten Notfalltropfen (auch als Salbe erhältlich).

Diese Heilmittel üben eine geradezu verblüffende positive Wirkung auf die Seele oder besser die psychische Grundstimmung vieler Menschen aus. Wer allerdings rein nüchtern veranlagt ist und solchen Therapien von vornherein ablehnend und negativ gegenübersteht, sollte die Hände davon lassen. Die Blüten mit ihrer feinen Schwingung können Kältepanzer und Abwehrmauern nur schwerlich durchdringen.

Welche Blütenessenzen sind für den zahnärztlichen Bereich von Bedeutung?

Sie verspüren eine Art Unbehagen oder gar Angst vor einer Zahnarztbehandlung: Mimulus (Gefleckte Gauklerblume, Bach-Mittel Nr. 20)

Dieses Angstgefühl ist fast panisch, weil Sie irgendwann einmal schlechte Erfahrungen beim Zahnarzt gesammelt haben: Rock Rose (Gelbes Sonnenröschen, Bach-Mittel Nr. 26) zusammen mit Star of Bethlehem (Doldiger Milchstern, Bach-Mittel Nr. 29)

Sie haben das negative Gefühl, daß bei Ihnen immer alles schiefläuft: Gentian (Herbstenzian, Bach-Mittel Nr. 12) und Larch (Lärche, Bach-Mittel Nr. 19)

Sie unterliegen starken Stimmungsschwankungen: Mustard (Ackersenf, Bach-Mittel Nr. 21)

Sie glauben, es geht nicht mehr weiter, weil Sie sozusagen den nicht mehr zu unterschreitenden Tiefpunkt erreicht haben: Sweet Chestnut (Edelkastanie, Bach-Mittel Nr. 30) zusammen mit Wild Rose (Heckenrose, Bach-Mittel Nr. 37)

Als universelles Hilfsmittel auch beim Zahnarzt: Notfalltropfen, eine Mischung aus ingesamt fünf Blüten; bei Schreck, Aufregung und Streßsituationen (privat oder beruflich). Reiben Sie die Schläfen mit den Tropfen ein, oder nehmen Sie ein paar Tropfen auf die Zunge.

Zur Dosierung generell: Man nimmt 1–2mal am Tag je 2–3 Tropfen, entweder von der Originalsubstanz pur auf die Zunge oder in einem halben Glas stillem Wasser verdünnt.

Zur Bach-Blütentherapie gibt es zahlreiche Literatur in jeder Buchhandlung.

Vor einem möchte ich Sie allerdings warnen: Bei einer Selbstdiagnose können Sie Gefahr laufen, fast jedes der Mittel auf sich zu beziehen.

Trigeminusneuralgie

Die Diagnose Trigeminusneuralgie zählt zu den häufigsten Fehldiagnosen bei Schmerzen im Kopfgebiet. Daraus resultieren ebenso falsche Behandlungen mit chemischen Mitteln, die dem Patienten weitere Schäden zufügen, nämlich die bekannten Nebenwirkungen (bei manchen Mitteln ist die Summe der möglichen Nebenwirkungen höher als die gewünschte Wirkungsbreite!).

Bei einer Neuralgie handelt es sich um schmerzhafte Zustände irgendwo im Körper, für die es keine anatomische oder pathologisch auffindbare Ursache gibt. Eine Trigeminusneuralgie ist ein Schmerzzustand im vorderen und seitlichen Kopfgebiet. Wie der Name bereits sagt, ist der Schmerz im Bereich des Trigeminusnervs lokalisiert, ein dreiteiliger Nerv, der seine Signale von der Peripherie zum Gehirn schickt. Sein Einzugsgebiet sind die Kiefer mit sämtlichen Zähnen, die Nasennebenhöhlen und die Gesichtshaut einschließlich der Stirn.

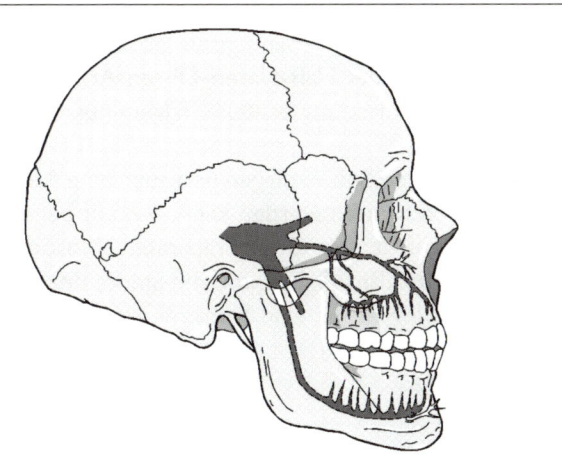

Der Trigeminusnerv sendet die Informationen von der Peripherie zum Gehirn. Sämtliche Empfindungen an den Zähnen (vom leichten Ziehen bis zum heftigsten Schmerz) werden so weitergeleitet

Abb. 23 Trigeminusnerv

117

Bei einer echten Trigeminusneuralgie treten plötzliche, kurz andauernde, hoch schmerzhafte Attacken auf, die den Menschen für diesen Moment regelrecht vor Schmerzen erstarren lassen. Man kann nie genau vorhersagen, wann eine derartige Attacke auftritt. Sie kann aber durch Berührung, durch Lachen, Niesen, Kauen, mimische Bewegungen oder einfach durch das Zähneputzen ausgelöst werden. Es ist leicht zu verstehen, daß die Betroffenen in der ständigen Furcht vor einem dieser schrecklichen Anfälle leben.

In der Vorgeschichte der Trigeminusneuralgie ist häufig eine Erkrankung durch Windpocken (Varizellen) oder eine Gürtelrose (Herpes zoster) zu finden. Das sogenannte Varizellen-Zoster-Virus hat offenbar eine Vorliebe für den Trigeminusnerv. Warum, ist bislang nicht bekannt.

Alle anderen Schmerzzustände, besonders dann, wenn sie von längerer Dauer sind, haben mit einer Trigeminusneuralgie nichts zu tun. Der Trigeminus ist dann nur das Meldeorgan, das auf irgendwelche Entzündungen oder ähnliche Vorgänge in der Peripherie aufmerksam machen will. Der Nerv selbst ist aber nicht erkrankt. Um es einfach zu verdeutlichen: Der Wetterbericht im Fernsehen meldet das schlechte (oder auch gute) Wetter, aber der Ansager hat mit der Entstehung des Wetters nicht das geringste zu tun.

Bei Dauerschmerzzuständen im Gesichtsbereich müssen unbedingt die Zähne (ganz besonders bei Vorhandensein großer Füllungen oder vieler Kronen) überprüft bzw. der Hals-Nasen-Ohren-Arzt konsultiert werden. Viele Ärzte behandeln diese »unechten« Trigeminusneuralgien leider wie echte.

Wenn keine andere Ursachen vorliegen und auch eine Amalgam-Gold-Batterie im Mund ausgeschlossen werden kann, besteht bei einer Trigeminusneuralgie die Möglichkeit, mit Organpräparaten, Nosoden und diversen Homöopathika die Anfallshäufigkeit und die Stärke der Schmerzen zu lindern. Diese Behandlung ist für eine Selbstmedikation jedoch nicht geeignet.

Facialislähmung

Der zweite wichtige Gesichtsnerv ist der Nervus facialis. Im Gegensatz zum Trigeminus, der die Signale von außen zum Gehirn schickt, verläuft die Signalgebung des Facialisnervs genau umgekehrt. Er sendet Signale vom Gehirn und steuert die gesamte mimische Muskulatur. Das freundliche Lächeln wie der grimmige Gesichtsausdruck beruhen auf einer entsprechenden »Anweisung« des Facialis-Nervs. Für ein freundliches Gesicht werden übrigens viel weniger Muskeln beansprucht als für ein böses Gesicht.

Für eine Einschränkung oder Lähmung dieses Nervs kommen in Frage:
* Unfälle
* Operative Eingriffe, die Leitungsbahnen zerstört haben

Tritt diese Erscheinung aber schleichend und ohne ersichtlichen Grund auf, so muß auf jeden Fall eine Amalgambelastung oder eine Amalgam-Gold-Batterie im Mund ausgeschlossen werden. Bei einer derartigen Ursache muß neben einer schonenden Entfernung eine ausreichende und gründliche Ausleitung erfolgen, zusätzlich sind Vitamine, Organpräparate und Homöopathika nötig.

Die Therapie mit Ihren Schwingungen – Elektronik macht's möglich

Der in Paris lebende russische Emigrant Lakhovsky sagte schon Anfang der dreißiger Jahre:
- Eine Zelle wird krank, wenn sie nicht schwingen kann, wie sie möchte.
- Gelingt es, diese Zelle mit geeigneten Heilschwingungen zu behandeln, so daß sie ihren eigenen Rhythmus wiederfindet, so besteht die Chance einer Gesundung.

Der Arzt Dr. Morell griff Ende der fünfziger Jahre diese Anregungen wieder auf. Zusammen mit dem Ingenieur E. Rasche setzte er die Gedanken in ein Gerät um. Daraus entstand eine neue Art von Therapie, die als Mora-Therapie, Bioresonanz-Therapie oder Biophysikalische Informationstherapie inzwischen weit verbreitet ist. Auf die unterschiedlichen Geräte und Hersteller möchte ich in diesem Buch nicht eingehen, da dies für Sie als Patient von untergeordneter Bedeutung ist. Ich möchte Ihnen nur das Grundkonzept kurz erläutern:
- Kranke Zellen schwingen anders als gesunde Zellen.
- Mit geeigneten Abtastern, Elektroden genannt, werden die kranken Schwingungsmuster des Patienten abgegriffen und einem Gerät zugeführt, das eine Art Freund-Feind-Erkennung mit Hilfe bestimmter Biomoleküle durchführt. Auf diese Weise können die gesunden, harmonischen von den krankmachenden, disharmonischen Schwingungen getrennt werden.
- Nunmehr werden die disharmonischen Schwingungen elektronisch verändert (Fachwort invertieren) und dem Körper wieder zugeführt. Im Organismus kommt es während der Behandlung zu einer Auslöschung der pathologischen, also krankmachenden Muster, so daß der Körper eine Art Erholung oder Regenerationspause erfährt.
- Die gesunden Schwingungen können verstärkt zum Organismus zurückgeführt werden. Das bedeutet eine weitere positive Wirkung während der Behandlung.

Ganz so einfach, wie es klingt, ist es selbstverständlich nicht. Die Geräte bieten unzählige Einstellungsvariationen, über die Ihr Therapeut Bescheid wissen sollte. Darüber hinaus gibt es eine Art »Katalog«, in dem bewährte Einstellungen bei bestimmten Erkrankungen aufgelistet sind. Keinesfalls ist es nun so, daß diese Geräte jeden Menschen heilen können, wenn man ihn

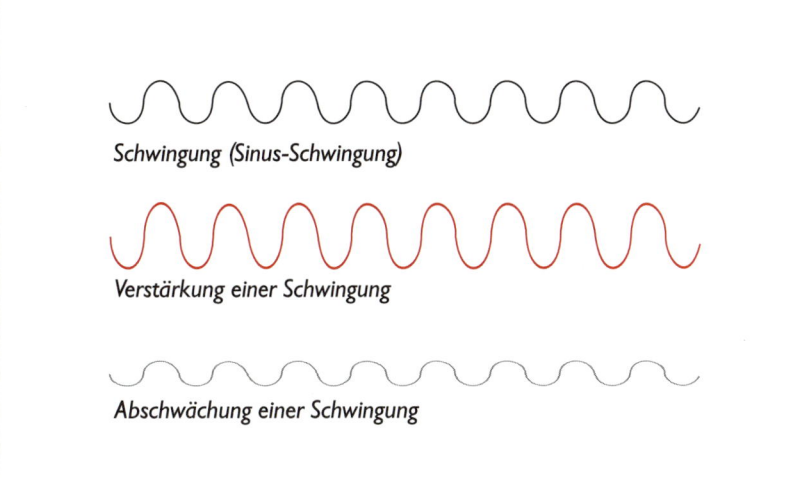

Abb. 24 Darstellung von Schwingungen (schematisch)

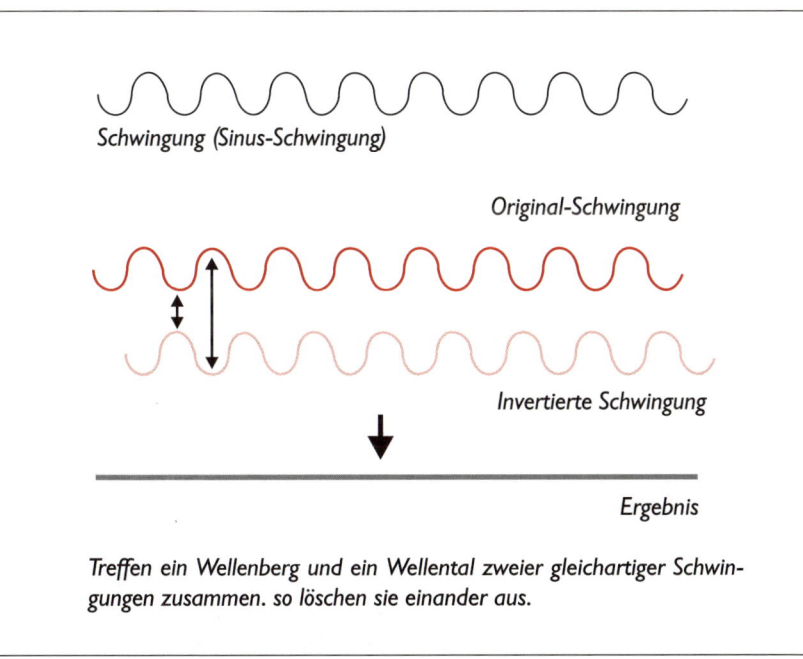

Treffen ein Wellenberg und ein Wellental zweier gleichartiger Schwingungen zusammen. so löschen sie einander aus.

Abb. 25 Darstellung von Schwingungen (schematisch); Löschung einer Schwingung

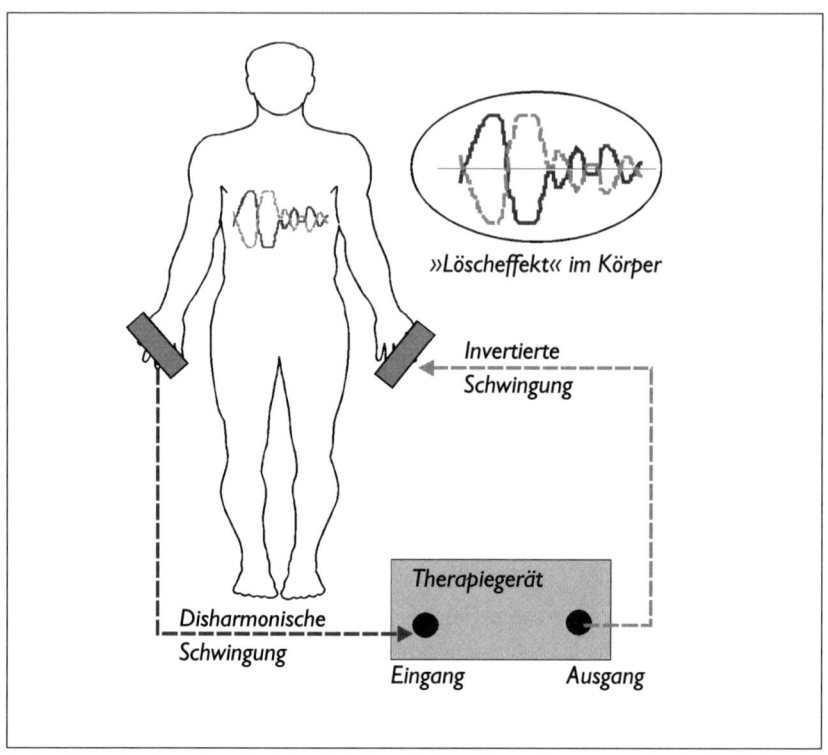

»Löscheffekt« im Körper

Invertierte
Schwingung

Therapiegerät

Disharmonische
Schwingung

Eingang   Ausgang

Abb. 26 Bioresonanztherapie. Funktionsprinzip (schematisch)

nur oft genug daran setzt. Sie stellen eine wertvolle Hilfe dar, sind aber kein
Allheilmittel. Eine falsche Einstellung kann einem Patienten auch schaden,
obwohl das stets verneint wird. In der Regel geht man aber sehr vorsichtig
damit um.

Sollte Ihr Zahnarzt ein derartiges Gerät besitzen, so hat das für Sie eine
Reihe von Vorteilen (natürlich nur, wenn er es auch bei Ihnen einsetzt!):

• Vor und nach Extraktionen/Operationen eingesetzt, hilft eine solche Behandlung, den Eingriff leichter zu überstehen, und die Wundheilung verläuft ungestörter. Hierfür sind die Geräte in der Tat hervorragend geeignet. Verblüffend war für mich die Erkenntnis, daß bei einem Kieferchir-
  urgen die Wundheilungsprobleme seiner Patienten drastisch zurückgin-
  gen, nachdem er sich ein derartiges Gerät zugelegt hatte.

- Bei umfangreichen Beschleifmaßnahmen für Kronen und Brücken ist die Gefahr nachfolgender Komplikationen abgemildert. Am besten setzt man die Therapie vor und nach jeder Sitzung ein.
- Direkt nach einer Amalgamentfernung kann eine Ausleitung des herausgebohrten Amalgams durchgeführt werden.
- Allergische Reaktionen auf manche Materialien können gelindert werden.
- Bei sämtlichen Entzündungen im Zahn-Mund-Gebiet kann man die »sanfte« Therapie unterstützend einsetzen.
- Lymphdrainage ist damit sehr gut zu praktizieren.
- Geradezu ideal ist der Einsatz bei Verspannungen und Verkrampfungen der Muskulatur im Kopf- und Halsbereich.

Zum Schluß noch einige klärende Worte. Diese Therapie wird von vielen Schulmedizinern angegriffen, da man das Funktionieren in letzter Deutlichkeit nicht beweisen kann und auch die klassische Physik keine Erklärung für dieses Prinzip hat. Aber es wirkt. Es funktioniert, so, wie auch die Homöopathie ihre Wirkung hat. Obwohl letztere nach Meinung vieler verbohrter Schulmediziner gar nicht wirken könne, da in den Hochpotenzen kein Molekül der Ausgangssubstanz mehr vorhanden sei. Würden wir mit dem Einsatz vieler neuer technischer Errungenschaften stets warten, bis die Physiker alles bis ins letzte Detail geklärt haben, säßen wir noch immer bei schummrigem Kerzenlicht in Höhlen.

Farben und Biologische Zahnheilkunde

Mit Recht werden Sie jetzt fragen: Haben Zähne etwas mit Farben zu tun? Ja, sehr viel sogar! Jeder Zahn hat eine Beziehung zu einer bestimmten Eigenfarbe. Darauf näher einzugehen wäre jedoch ein langes Kapitel für sich. Deshalb möchte ich es bei der folgenden Zusammenstellung belassen, an der Sie die empirisch, also erfahrungsgemäß herausgefundenen Zuordnungsfarben für die einzelnen Zähne ablesen können.

Für unsere Betrachtungen ist eine Farbe wichtig: die Farbe Blau. Blau hat folgende Wirkungen:

- Entzündungshemmend und bakterizid (also wirksam gegen Bakterien)
- Abschwellend und kühlend
- Schmerzlindernd und beruhigend

Setzen Sie daher bei allen entzündlichen Prozessen nie Rotlicht ein. Sie verschlimmern damit die Beschwerden mit Sicherheit.

Die eben erwähnten Eigenschaften machen die Farbe Blau zur idealen Farbe bei sämtlichen Entzündungen und zur Operationsnachsorge. Wie können Sie sie einsetzen?

- Das Licht einer blauen Glühbirne (aus dem Elektrohandel) auf die betroffene Stelle richten. Um eine Wirkung zu erzielen, ist mindestens eine halbe Stunde nötig.
- Ein blaues Tuch oder ein Stück Stoff von intensiver blauer Farbe ist ebenfalls geeignet, indem man es auf die Haut über dem betreffenden Bereich legt.
- Eine Reihe medizinischer Geräte erlauben die intensivere Behandlung. Damit Sie ein wenig darüber Bescheid wissen, sollten Sie einige Namen kennen: Mora-Color, Vegalux, Perlux P + F. Der Vorteil der Geräte liegt darin, daß die Behandlungsdauer wesentlich kürzer ist als mit einer normalen Glühlampe. Ein weiterer Aspekt scheint erwähnenswert: Einige der Geräte erlauben eine Behandlung über die Akupunkturpunkte. Diese Anwendung ist besonders wirksam, erfordert aber vom Zahnarzt das Wissen um die Zusammenhänge.

Für die Lymphdrainage ist die Farbe Gelb geeignet. Sie bringt als »heitere« und lichte Farbe verschiedene Dinge wieder in Fluß.

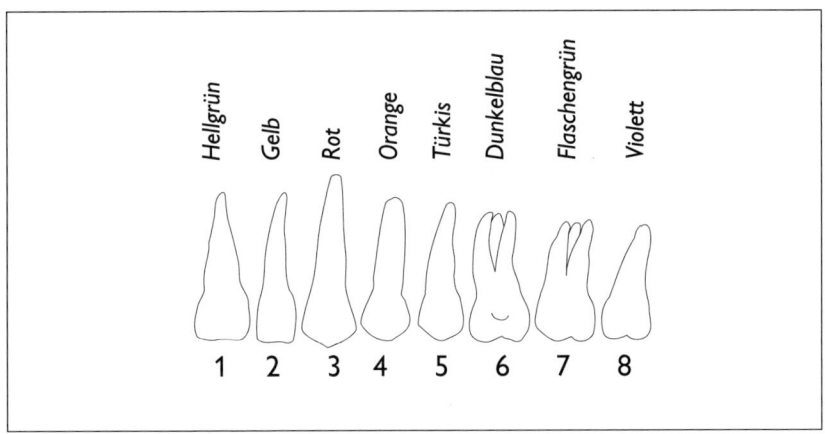

Abb. 27 Therapiefarben der Einzelzähne

Vom richtigen Zeitpunkt: Rhythmen in der Biologischen Zahnheilkunde

Alles hat seine Zeit, so steht es bereits im Alten Testament. Das gilt auch für Maßnahmen an den Zähnen. Sofern Sie altem Wissen gegenüber skeptisch sind und es womöglich als Quacksalberei abtun, können Sie dieses Kapitel bei Ihrer Lektüre ruhig auslassen.

Es ist nach diesem alten Erfahrungsgut nicht gleichgültig, wann Sie etwas tun. Es gibt bestimmte übergeordnete Rhythmen, die, gepaart mit symbolischem Wissen, einen gewissen Zeitrahmen für Eingriffe am Körper setzen. Es sind in erster Linie zwei Zeitmuster:

* Biorhythmus
* Mondrhythmus

Biorhythmus

Hierbei handelt es sich um reine Erfahrungswerte, die wissenschaftlich noch nicht bis ins letzte ausgelotet sind. Der Grundgedanke ist folgender: Mit der Geburt eines Menschen beginnen eine Reihe von Rhythmen abzulaufen, und zwar:

1. Der männliche oder physische Rhythmus von 23 Tagen. Er sagt etwas über den körperlichen Zustand aus, ist also materieverhaftet.
2. Der weibliche oder psychische Rhythmus von 28 Tagen. Er deckt sich mit dem biologischen Zyklus der Frau und gibt Hinweise auf die psychische Empfindungslage und vor allem auf die Belastbarkeit.

Es gibt noch einen sogenannten Intelligenzrhythmus von 33 Tagen, der für unsere Betrachtung von untergeordneter Natur ist, es sei denn, Sie wollen Prüfungen oder sonstige berufliche Anforderungen ebenfalls mit einplanen.

Stellen Sie sich diese Rhythmen wie eine Kurve vor: Der erste Teil der Phase liegt über einer gedachten Geraden, der zweite Teil unter dieser Geraden.

Bei der männlichen Kurve also einmal $11\frac{1}{2}$ Tage positiv und in der Folge $11\frac{1}{2}$ Tage negativ, bis das Ganze wieder von vorn beginnt. Beim weiblichen Rhyhthmus sind es zweimal 14 Tage.

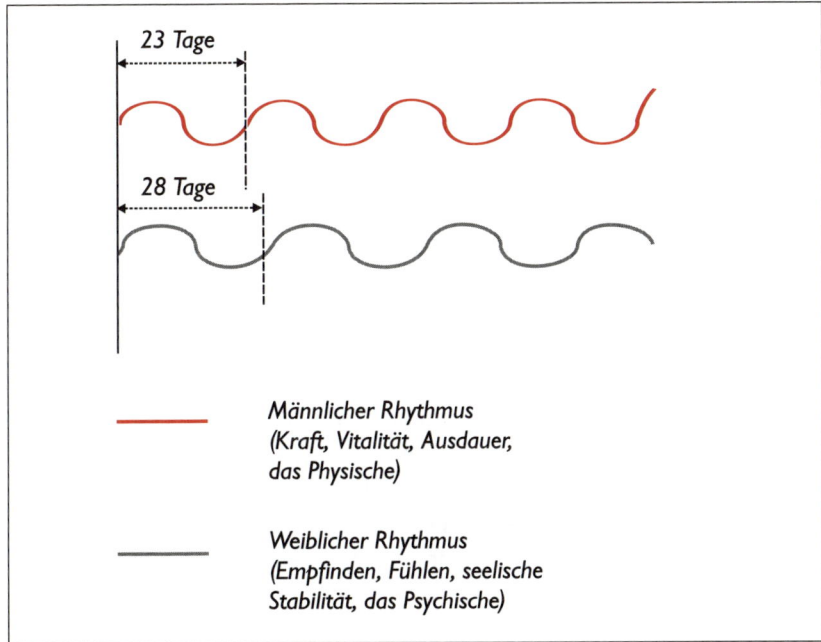

23 Tage

28 Tage

Männlicher Rhythmus
(Kraft, Vitalität, Ausdauer,
das Physische)

Weiblicher Rhythmus
(Empfinden, Fühlen, seelische
Stabilität, das Psychische)

Abb. 28 Biorhythmus

- Zahnextraktionen oder Kieferoperationen, die immer eine physische und psychische Belastung darstellen, sollten nach Möglichkeit in die positiven Zeitphasen des männlichen und weiblichen Rhythmus gelegt werden, da dann die Aussichten für eine glimpfliche Überwindung der Unannehmlichkeiten größer sind.

Um Ihre Rechenfähigkeiten nicht zu überfordern (Sie müßten immer bis zum Geburtszeitpunkt zurückrechnen!), gibt es für diese Zwecke Computerprogramme, die auch einen Ausdruck der Bildschirmkurven (schwarzweiß-gestrichelt oder in Farbe) ermöglichen. Eine mehrmonatige Übersicht erlaubt Ihnen, sich für Extraktionen oder Operationen (nicht nur im Kiefergebiet) einen »guten« Tag auszusuchen.

Mondrhythmus

Der Mond übt auf die Meere einen gewaltigen Einfluß aus. Die Folge sind Ebbe und Flut. Wenn die Kraft des Mondes in der Lage ist, diese ungeheuren Massen Wasser zu beeinflussen, dann wird zweifelsohne ebenso ein Einfluß auf die Flüssigkeiten des Körpers gegeben sein. Wie Sie sicherlich wissen, durchläuft der Mond in rund vier Wochen einmal sämtliche Phasen vom Vollmond über den abnehmenden Mond, den Neumond, den zunehmenden Mond bis wieder zum Vollmond.

In diesen 28 Tagen wandert der Mond durch die zwölf Tierkreiszeichen, also ungefähr zwei Tage durch jedes Zeichen. Nach dem alten Volkswissen sind alle Körperorgane bestimmten Tierkreiszeichen zugeordnet, beginnend am Kopf, der zum ersten Tierkreiszeichen Widder gehört, bis zu den Füßen, die man mit dem Tierkreiszeichen Fische verbindet.

Je nachdem, in welchem der Tierkreiszeichen der Mond gerade steht, ist es ungünstig, an zugeordneten Organen oder Körperteilen operative Eingriffe vorzunehmen. Um diese Zusammenhänge deutlicher zu machen, gebe ich Ihnen einige Beispiele:

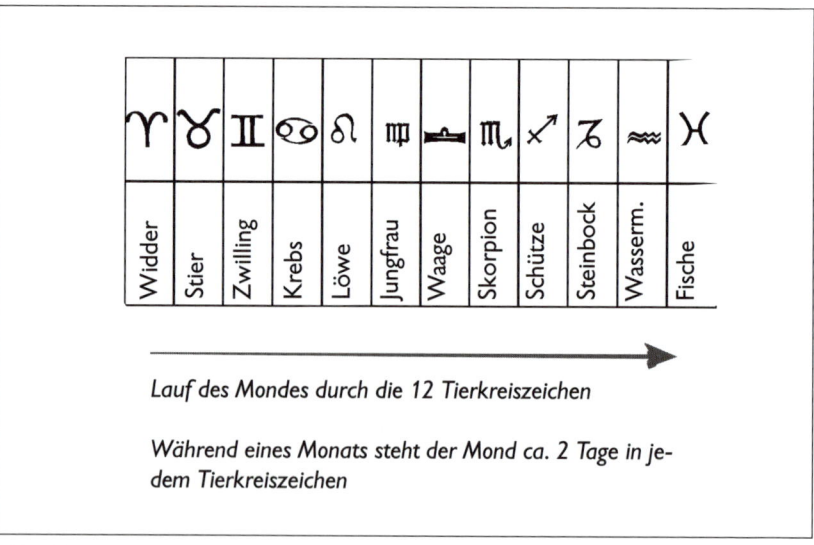

Lauf des Mondes durch die 12 Tierkreiszeichen

Während eines Monats steht der Mond ca. 2 Tage in jedem Tierkreiszeichen

Abb. 29 Mondrhythmus

Widder	Kopf, Haare
Stier	Zähne, Hals, Nacken
Zwilling	Arme, Hände, Lungen
Krebs	Speiseröhre, Magen
Löwe	Herz, Brustkorb
Jungfrau	Dünndarm, Pankreas
Waage	Nieren
Skorpion	Dickdarm, Urogenitalbereich
Schütze	Leber, Hüften
Steinbock	Knie, Skelett, Wirbelsäule
Wassermann	Unterschenkel, Nervensystem
Fische	Füße

Abb. 30 Zuordnung Tierkreiszeichen und wichtigste Körperorgane

- Zähne und Kiefer gehören zum Stier. Also sollten Sie bei Extraktionen und Operationen im Zahn-Mund-Kiefer-Gebiet darauf achten, daß der Mond an den Tagen des Eingriffs nicht im Stier steht. Bei akuten Fällen hat man natürlich nicht die Wahl – dann muß sofort etwas geschehen.
- Das Herz untersteht symbolisch dem Tierkreiszeichen Löwe. Somit sollte eine Operation am Herzen nicht gerade dann erfolgen, wenn der Mond den Löwen durchläuft.
- Die Knie und das Zeichen Steinbock sind miteinander verknüpft. Deshalb sind sämtliche Manipulationen am Knie während der Mondwanderung durch den Steinbock ungünstig.

Nun werden Sie fragen, woher soll ich denn wissen, wo der Mond gerade steht? Dafür gibt es Verzeichnisse. Man nennt sie Ephemeriden, auf deutsch

Gestirnstandstabellen, in denen man für jeden Tag die Stellung sämtlicher Planeten und auch des Mondes nachsehen kann. Des weiteren gibt es ein Buch mit dem Titel »Vom richtigen Zeitpunkt«, das neben vielen Tips auch für jeweils vier Jahre tabellarisch die Positionen des Mondes angibt.

Um das Thema abzurunden: Zwei weitere Termine sollen für Operationen gleich welcher Art ungünstig sein: Neumond und Vollmond. Dann nämlich stehen Erde, Mond und Sonne in einer Reihe, und die dabei waltenden Kräfte sollen sich negativ auf den Menschen auswirken können.

Ich bin mir dessen bewußt, daß manche Menschen möglichst alle Risiken ausschließen und auf Nummer Dreimalsicher gehen wollen. Seien Sie nicht enttäuscht, wenn sich manchmal nicht alle Parameter unter »Ihren Hut« bringen lassen. Das Leben hat seine eigenen Spielregeln und richtet sich nicht immer nach den Wünschen der Menschen.

Ernährung und Biologische Zahnheilkunde

Der direkte Zusammenhang zwischen Zucker und Karies hat sich inzwischen wohl bis in den letzten Winkel herumgesprochen, so daß ich darauf nicht allzu intensiv eingehen muß. Aus den Restbestandteilen der zuckerhaltigen Nahrung bildet sich die sogenannte Plaque, ein schmieriger Belag auf und an den Zähnen. Wird er nicht entfernt, so siedeln sich Bakterien (Streptokokken) an, die wiederum den Zucker zersetzen und mit den entstehenden Säuren die Zahnhartsubstanz, den Schmelz, auflösen. Ist erst einmal ein kleines Loch da, dann geht es meistens recht schnell in die Tiefe, wenn Ihr Zahnarzt nicht zum Bohrer greift und die entstandene Karies entfernt.

Neben dieser direkten Auswirkung der Nahrung auf die Zähne und auch das Zahnfleisch gibt es noch eine Reihe weiterer Faktoren, die leider in der zahnärztlichen Ernährungsberatung etwas zu kurz kommen. Die folgenden Kapitel sollen Ihnen mehr Klarheit darüber verschaffen.

Zum besseren Verständnis seien einige wesentliche Dinge vorausgeschickt. Man unterscheidet in der Nahrung zwischen drei großen Bestandteilen:

- Kohlenhydrate. Das sind die Energie- und Baustoffe für den Körper. Dazu zählen beispielsweise Kartoffeln, Getreide, Reis, aber auch Zucker.
- Eiweiße. Sie liefern die wichtigen Aminosäuren für den Eiweißstoffwechsel des Körpers.
- Fette. Sie sind hauptsächlich Energieträger und Transportvehikel für fettlösliche Vitamine.

Neben diesen drei großen Gruppen gibt es noch:

- Mineralien und Spurenelemente. Sie sind die Baustoffe des Körpers, beispielsweise das Calcium, das für den Zahn- und Knochenaufbau unerläßlich ist. Andere Mineralien und besonders auch Spurenelemente sind Bestandteile der Enzyme, die im Körper viele biochemische Reaktionen aktivieren.
- Vitamine. Der Name kommt vom lateinischen Wort vita (Leben). Hierbei handelt es sich um lebenswichtige Stoffe, die der Körper allerdings nicht selbst synthetisieren kann. Denken Sie dabei an Vitamin C und die früher bei Seefahrern gefürchtete Vitamin-C-Mangelkrankheit Skorbut, bei der u. a. auch das Zahnfleisch blutete und die Zähne ausfielen.

Der Mund – das Tor zum Darm

Alles, was der Darm verdauen soll, muß den Mund passieren. Im Mund beginnt aber bereits die Verdauung. Beim gründlichen Kauen wird die Nahrung mit dem Mundspeichel durchmischt, in dem sich ein Ferment befindet, das die Kohlenhydrate anverdaut, damit der Dünndarm nicht so viel arbeiten muß.

Machen Sie einmal folgenden Versuch: Nehmen Sie ein Stück Brot in den Mund. Mit Sicherheit werden Sie keinen süßen Geschmack verspüren. Kauen Sie nun das Brot recht lange. Ab einem bestimmten Zeitpunkt wird der Brotbrei süß schmecken, weil Sie dem Ferment im Speichel die Gelegenheit gegeben haben, die größeren Kohlenhydrate des Brotes in kleinere Zuckermoleküle aufzuspalten.

Gründliches Kauen ist jedoch nicht üblich. Viele Menschen, besonders Kinder, sind kaufaul, und die bevorzugte weiche Kost (Spaghetti, Hamburger etc.) leistet dieser schlechten Angewohnheit Vorschub. Die Folgen für die Zähne sehen Sie im nächsten Kapitel. Daneben wird aber auch der Darm belastet. Im Körper hängt alles mit allem zusammen.

- Wenn der Darm erkrankt, zeigt sich das auch im Mund. Denn der Mund mit den Zähnen, dem Zahnfleisch und sämtlichen Schleimhäuten ist ein Teil des gesamten Verdauungstrakts, und zwar der vorgeschobenste Posten.
- Immer dann, wenn hartnäckige Zahnfleischentzündungen vorliegen oder ein unerklärlicher Zahnfleischrückgang zu verzeichnen ist, muß man die Frage nach der Gesundheit des Darms aufwerfen.

Sicherlich haben Sie schon einmal das Wort Symbiose gehört. Symbiose ist das Zusammenleben ungleicher Lebewesen zu gegenseitigem Nutzen. Im Dünn- und im Dickdarm leben einige Bakterienarten, die nicht schädlich sind, sondern mit dem Menschen eine Art Interessengemeinschaft bilden. Es sind Bifidus- und Acidophilusbakterien im Dünndarm und Kolibakterien (Escherichia coli) im Dickdarm. Sie sorgen für ein normales Darmmilieu und produzieren überdies Vitamin B und Vitamin K. Ist dieses Milieu nun gründlich gestört, z. B. durch Antibiotikaeinnahme (diese Mittel sollten im Grunde nur bei lebensbedrohlichen Entzündungen und nicht bei jedem Bagatellfall eingesetzt werden), dann werden sich die Symptome in allen Bereichen des Verdauungstrakts zeigen. Für den Mund heißt das: Längere Darmstörungen können den pH-Wert im Mund verändern, weil Mineralien im Darm nicht richtig oder unzulänglich aufgenommen werden.

- Der pH-Wert sagt aus, ob eine Flüssigkeit, in diesem Fall der Speichel, sauer oder alkalisch ist. In der Apotheke gibt es Teststreifen, mit denen Sie Ihren Speichel selbst prüfen können.
- Der normale pH-Wert liegt ungefähr bei 7,0.
- Ist der Wert wesentlich geringer, zwischen 5,8 und 6,0, ist das eventuell ein Hinweis auf eine gestörte Situation im Darm.

Ein Fall aus der Praxis

Vor etwa zehn Jahren kam ein Patient mittleren Alters in meine Praxis, der bis auf drei Zähne im Unterkiefer zahnlos war. Die Speichelmessung ergab den besorgniserregenden pH-Wert von 5,5, der Speichel war also relativ sauer. Auf meine Frage nach seinen Ernährungsgewohnheiten gestand mir der Patient, daß er jeden Tag drei Familienflaschen eines Cola-Getränks zu sich nehme!

Sollte bei Ihnen eine immer wieder auftretende Zahnfleischentzündung vorliegen oder gar ein unerklärlicher Rückgang des Kieferknochens, so denken Sie auch einmal daran, daß Mund und Darm in Beziehung zueinander stehen und welche Rolle Ihre Ernährung bei diesem Problem spielen könnte.

Grobe Nahrung als Reinigungsfaktor

Ihre Zähne brauchen eine Aufgabe. Sie sind von der Natur zum Kauen und Zerkleinern vorgesehen. Die heute übliche weiche Kost macht die Zähne arbeitslos. Was aber noch viel wichtiger ist:
- Weiche Kost ist meist klebriger und leistet damit Karies und Zahnfleischentzündungen Vorschub.
- Bei weicher Kost entfällt der Reinigungseffekt einer groben Kost, die man ja länger kauen muß.

Karotten, Äpfel oder Nüsse machen zwischendurch die Zahnbürste überflüssig und sind somit auch in puncto Zahngesundheit durchaus zu empfehlen.

Aber nicht nur auf die Zähne wirkt diese Aktion Saubermann. Grobe Kost hat eine Art Reinigungswirkung auf die beiden Mandeln, die am Eingang des Halses wie zwei Wächter sitzen. Weiterhin gilt: Was für die Zähne gut ist, dient auch der Gesundheit des Darms. Grobe Kost besitzt einen hohen Anteil an Ballaststoffen. Leider ist dieser Begriff recht unglücklich gewählt, denn unter Ballast versteht man in erster Linie etwas Überflüssiges, so, wie man beim Ballonfliegen Ballast über Bord wirft. Das ist aber absolut falsch. Denn für die Peristaltik des Darms, also den Weitertransport des Darminhalts, ist grobe Kost mit ihren Faser- und Celluloseanteilen von unschätzbarer Bedeutung.

Eine der häufigsten Zivilisationserkrankungen ist die Verstopfung, was an dem hohen Umsatz an Abführmitteln und Abführhilfen abzulesen ist. Abgesehen von dem unangenehmen Gefühl des vollen Darms, führt der verzögerte Stuhlgang zu Fäulnis und Gärung im Darm. Und das hat, wie schon angedeutet, auch wieder Auswirkungen auf den gesamten Mundraum.

Zahngesundheit fängt bei der Ernährung an

In den ersten Kapiteln dieses Buches habe ich Ihnen die Bedeutung der Ernährung für die Zahngesundheit dargestellt. Der Eindringlichkeit zuliebe möchte ich die wichtigsten Aspekte noch einmal auflisten:

- Zahngesundheit fängt bereits im Mutterleib an.
- Je gesünder die Ernährung der Mutter in der Schwangerschaft, desto besser für die Zähne und die Ausformung der Kiefer des Kindes.
- Minderwertige Ernährung in der Kindheit führt zu minderwertigen Zähnen beim Heranwachsenden und im Alter.
- Wer seine Zähne nicht ihrer Bestimmung entsprechend nutzt, braucht sich nicht zu wundern, wenn sie ihm »abhanden kommen«.

Bislang habe ich Sie mit der direkten Wirkung von Zucker und Süßigkeiten auf die Zähne vertraut gemacht. Es gibt aber noch einen ganz wichtigen anderen Faktor, der in der normalen zahnmedizinischen Literatur überhaupt nicht beachtet wird:

- **Karies ist nicht nur ein lokales Phänomen, sondern eine Erkrankung des gesamten Körpers!**

Diese Aussage bedarf einer genaueren Erläuterung. Man unterscheidet zwischen den raffinierten und den komplexen, vollwertigen Kohlenhydraten.

Zu den raffinierten (weil sie den Vorgang einer fabrikatorischen Raffinade durchlaufen haben), isolierten, amputierten oder von manchen gar als kastriert bezeichneten Kohlenhydraten gehören:

- Weißer und brauner Zucker, Weißmehl, polierter Reis, sämtliche Formen von Süßigkeiten, Kekse, Kuchen, Schokolade etc.
- Sie zeichnen sich dadurch aus, daß sämtliche natürlichen Bestandteile, die im Ausgangsprodukt, z. B. der Zuckerrübe oder dem Zuckerrohr, enthalten waren, bei der Herstellung entfernt wurden und nur noch das reine Endprodukt, der Zucker (Saccharose), vorliegt.
- Für die vollständige Verarbeitung des Zuckers im Körper zu Wasser und Kohlendioxid sind bestimmte Begleitstoffe vonnöten, z. B. Calcium, Phosphor, Magnesium und Vitamin B 1. Dieser Abbau des Zuckers ist lebenswichtig, da er den Körper mit Energie versorgt, die wir für unsere tägliche Arbeit benötigen. Das entstehende Wasser wird im Körper verbraucht oder über die Nieren ausgeschieden, das Kohlendioxid über die Lungen ausgeatmet.

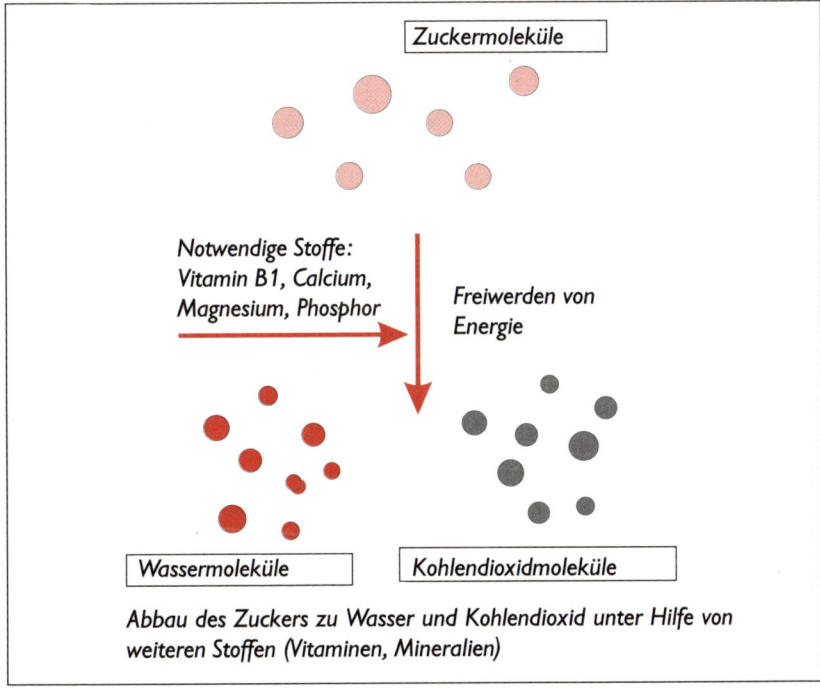

Abbau des Zuckers zu Wasser und Kohlendioxid unter Hilfe von weiteren Stoffen (Vitaminen, Mineralien)

Abb. 31

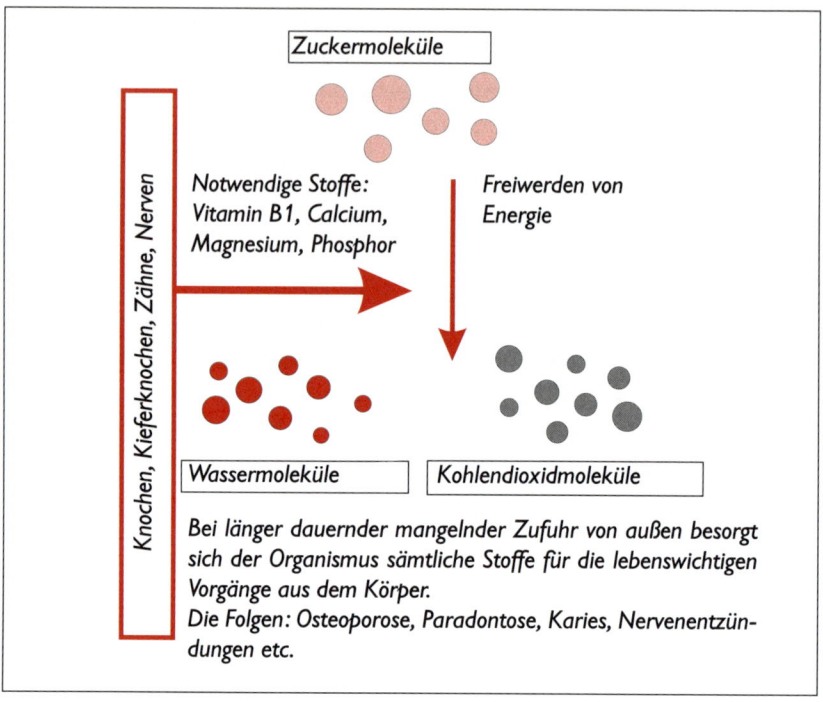

Abb. 32

- Fehlen nun in der täglichen Nahrung diese Begleitstoffe, weil man nur reinen Zucker und kein Getreide ißt, so besorgt sich der Organismus das Calcium, den Phosphor usw. aus den Körperteilen, die für das Leben nicht essentiell notwendig sind.

Und nun kommt der Punkt, der den Zahnärzten gar nicht gefällt, den Zahnarztpatienten allerdings auch keine Gleichgültigkeit ihren Zähnen gegenüber einimpfen soll:

- Das Hauptinteresse hat die Evolution auf das Funktionieren der Organe gelegt, die zum Überleben unbedingt erforderlich sind. Zu den weniger bedeutenden Organen des Menschen zählen seine Zähne und der Kieferknochen. Man kann durchaus ohne Zähne alt werden. Denken Sie an Ihre Großmutter oder Ihren Großvater: Wie gut konnten sie auch ohne Zähne oder mit Prothesen essen!

- Aus der Zahnhartsubstanz, dem Zahnhaltesystem und dem Kieferknochen besorgt sich demzufolge der Körper bei einer minderwertigen

Ernährung, was er zum Lebenserhalt benötigt. Karies und Parodontose sind daher immer ernst zu nehmende Hinweise auf ein Defizit im Körper!

• Diesen Gedanken können wir auch für die Osteoporose oder Knochenbrüchigkeit weiterverfolgen: Nur wenn der Körper das Calcium nicht von außen bekommt, baut er es aus dem Knochengerüst ab. Eine Folge, die man heute nicht mehr so oft sieht, war beispielsweise der Buckel im Alter.

Damit Sie nun aber nicht gleich vor Schreck das nächste Stück Kuchen zurückweisen, sei Ihnen zum Trost gesagt: Es bedarf schon einer längeren Periode der schlechten Ernährung, um diesen Notmechanismus im Körper auszulösen. Wenn Sie nur sporadisch »sündigen«, werden Sie nicht gleich Karies oder Parodontose bekommen. Aber es sollte eben nicht zur Dauersünde führen.

Mykosen – Pilze sind stark im Kommen

Zum Thema Ernährung und Zahngesundheit gehören auch die Pilze.
Pilze siedeln sich am liebsten dort an, wo es warm und feucht ist, also im Mund, im Darm, im Genitalbereich oder zwischen den Zehen. Pilzerkrankungen (Fachwort Mykosen) stören die normalen Stoffwechselvorgänge an diesen empfindlichen Stellen. Im Mund kann man bei starker Pilzbelastung (man spricht dann von Soor) Rötungen in diesen Bereichen erkennen. Die Patienten klagen dort über Brennen und Schmerzen.
Bei Pilzerkrankungen ist folgendes unerläßlich:

• Sämtliche raffinierten Kohlenhydrate müssen radikal aus der Ernährung verbannt werden.
• Eine einseitige Kost mit Brot, Kartoffeln oder Reis muß einer vielseitigen Ernährung weichen.
• Pilze sind Schmarotzer und bestehen weitgehend aus Polysacchariden (komplexe Zuckermoleküle). Je mehr Zucker, Süßigkeiten und Weißmehl Sie essen, desto leichter und besser können sich die Pilze davon ernähren, und desto stärker vermehren sie sich auch.

Natürlich muß noch einiges mehr getan werden:

• Die Entgiftungsfunktion der Leber sollte gefördert werden.
• Der Zustand der Darmflora muß beachtet werden.

- Diverse homöopathische Mittel sind hilfreich. Neben sogenannten Pilznosoden hat sich das Mittel Arkanoplex 50 bewährt, das einige Bestandteile enthält, die die Pilze nicht »mögen«, z. B. Knoblauch und Brunnenkresse in homöopathischer Form.

Für den Zahnarzt und letztendlich für Sie haben Pilze im Mund eine große Bedeutung. Bei Extraktionen von Zähnen, besonders im hinteren Unterkiefer, besteht die Gefahr, daß die Pilze in die frische Wunde einwandern und die Wundheilung nachhaltig stören. In dieser Zeit gelten die erwähnten Nahrungsmitteleinschränkungen besonders streng. Zusätzlich noch ein Tip:

- Spülen Sie den Mund mit Propolislösung (z. B. Alsipropp Tinktur der Firma Alsitan oder die Propolislösung der Firma Edel-Naturwaren, Heidelberg)

Zuckerersatzstoffe oder die Crux mit den Light-Produkten

Sie möchten nicht dick werden, aber Sie möchten auch nicht auf etwas Süßes verzichten. Also greifen Sie zu Light-Produkten, mit denen Sie sich laut Werbung alles erlauben können. Darin sind chemische Stoffe enthalten, die einen süßen Geschmack aufweisen. Wie steht es aber um diese künstlichen Süßstoffe? Kann man sie bedenkenlos konsumieren?

Grundsätzlich möchte ich Ihnen an dieser Stelle etwas ganz deutlich machen:

- Künstliche Stoffe, die nicht von der Natur als Nahrungs- oder Lebensmittel vorgesehen sind, sollten immer mit Argwohn betrachtet werden. Wir wissen nie, was mit ihnen im Körper geschieht.
- Künstliche Süßstoffe wie Acesulfam oder Aspartam kann der Körper nicht verarbeiten, sie werden irgendwo deponiert. Gerade wegen der Zunahme von Allergien sollten Sie Ihrem Organismus derartige unbekannte Stoffe möglichst ersparen!

Wenn Sie also auf einem Produkt den Zusatz »Für die Zähne unschädlich« lesen, so sehen Sie besonders kritisch hin. Es ist durchaus zu verstehen, daß die Industrie Reklame für ihre Waren macht. Aber das muß nicht auf Ihre (Gesundheits)Kosten gehen.

Mundgeruch macht einsam

Ursachen für Mundgeruch

Viele Menschen haben mehr oder weniger starken Mundgeruch – oft ohne selbst etwas davon zu merken. Vielleicht kennen Sie auch jemanden, dem Sie aus diesem Grund am liebsten aus dem Weg gehen möchten.

Sollte in Ihnen der Verdacht keimen, selbst unter diesem »Distanzierungsproblem« zu leiden, so fragen Sie Ihren Partner. Oder Ihre (kleinen) Kinder. Diese sind meist von einer erfrischenden Direktheit, die zwar betroffen macht, aber Ihnen den ehrlichen Spiegel entgegenhält.

Was sind die Ursachen von Mundgeruch?

- Das Hauptübel ist eine unzureichende Zahn- und Mundpflege.
- In defekten Füllungen oder Kronen können sich Essensreste und Bakterien absetzen. Dabei entstehen Fäulnisstoffe, die natürlich unangenehm riechen.
- Wenn Prothesen nicht gründlich gereinigt werden, nehmen die Kunststoffe in ihren Mikroporen Wasser und Flüssigkeiten auf. Bei der Zersetzung kommt es zu übelriechenden Effekten.
- Chronisch kranke Mandeln stecken voller Bakterien und verursachen Mundgeruch.
- Magenkranke Menschen haben oft mit diesem Problem zu kämpfen.
- Chronische Lungenerkrankungen können ebenfalls zu einem unangenehmen Geruch aus dem Mund führen.

Wie kann man sich vor Mundgeruch schützen?

- Das A und O ist eine gute Mundpflege.
- Benutzen Sie zusätzlich Zahnseide, kleine Zahnzwischenraumbürsten oder eine Munddusche, in die Sie etwas Mundwasser hineintropfen können.
- Lassen Sie Ihre Zähne auf Defekte und Ihre Kronen auf guten Sitz überprüfen. Bei dieser Untersuchung ist es unerläßlich, daß der Zahnarzt mit einer Sonde unter sämtliche Kronen fährt, um solche Probleme aufzuspüren.

- Lutschen Sie nicht ständig Pfefferminzbonbons oder -pastillen für einen frischen Atem. Das darin enthaltene Menthol bringt zwar vorübergehend einen Pseudo-Frischeeffekt, hat aber auf die im Speichel befindlichen weißen Blutkörperchen eine Art Alarmauswirkung, die vom Körper als unnötiger Streß empfunden wird.
- Sollten Sie Prothesenträger sein: Neben der Bürste Reinigungsmittel verwenden, die aktiven Sauerstoff entwickeln. Dieser reinigt auch die Poren und schadet den Keimen.

Als Hilfsmittel für unterwegs bzw. zwischendurch haben sich bewährt:

- Chlorophylldragees (Apotheke oder Drogerie)
- Zerkauen einer ganzen Gewürznelke
- Repha-Os Mundspray (Apotheke); enthält diverse Öle; auch bei Hals- und Rachenentzündungen bewährt

Sollte keines der Mittel durchgreifend helfen, so lassen Sie sich einmal von Ihrem Hausarzt unter die Lupe nehmen.

Zungenbrennen – ein schwieriges Problem

Zungenbrennen kommt als Symptom häufiger vor, als es sich der Laie vorstellt. Meistens leiden ältere Menschen unter diesem Problem. Die ständigen Mißempfindungen im Mund machen die Betroffenen auf der einen Seite recht mutlos, weil in der Regel eine Abhilfe nicht leicht ist. Zudem ist es lästig, immer Beschwerden in einem derart sensiblen Milieu zu haben, wie es der Mundraum darstellt.

Auch mit den Möglichkeiten der Biologischen Zahnheilkunde tut man sich bei diesem Leiden schwer. Was können Sie selbst dagegen tun? Zuerst gilt es einmal, ganz banale Auslöser zu meiden:

- Verzichten Sie auf scharfe Gewürze, auf jeden Fall auf Pfeffer und Curry.
- Reduzieren Sie Ihren Salzkonsum.
- Streichen Sie sehr saure Getränke und Nahrungsmittel aus Ihrem Speiseplan; dazu zählen auch saure Gurken und Essig.

Der nächste Ansprechpartner ist Ihr Zahnarzt. Lassen Sie folgende Punkte abklären:

- Befinden sich am Gebiß scharfe Ecken oder Kanten, an denen sich die Zunge reibt? Dieser Verdacht liegt dann besonders nahe, wenn das Zungenbrennen vorwiegend auf einer Seite vorkommt. Auch die Ränder von Prothesen, falls vorhanden, sind einer Überprüfung zu unterziehen.
- Hohe Spannungen zwischen verschiedenen Metallen, besonders zwischem hochwertigem Gold und Amalgam, können zu Symptomen wie Zungenbrennen führen.
- Lötstellen an Kronen, Brücken oder Prothesen. Diese Möglichkeit ist nur sehr schwer abzuklären, kann aber vereinzelt eine Rolle spielen. Bei einer Verbindung zwischen verschiedenen Metallen im Mund müssen im zahntechnischen Labor Lötungen vorgenommen werden. Diese Lote sind immer mit minderwertigen Metallen durchsetzt, da sie einen niedrigeren Schmelzpunkt haben müssen als die Metalle, die sie miteinander verbinden sollen. Lötungen werden von Zahntechnikern auch vorgenommen, wenn bei der Herstellung ein Loch in die Krone geschliffen wurde. Der Zahnarzt und erst recht der Patient werden darüber meist nie informiert.
- Die Spargolde (oft ist fast überhaupt kein Gold darin enthalten) sind bei besonders hartnäckigem Zungenbrennen ebenfalls mit in Betracht zu ziehen.

- Auch der pH-Wert des Speichels muß untersucht werden. Weist dieser niedrige Werte auf, d. h., ist er zu sauer, muß man durch Mineralmischungen das Milieu verbessern. Geeignet für diese Belange sind Basica Pulver, Alkala, Minaktiv Dr. Metz oder andere Mischungen aus der Apotheke. Je saurer nämlich der Speichel ist, desto stärker sind die Reizwirkungen auf die Schleimhäute der Zunge und der Wangen.
- Sind Sie Prothesenträger, gleichgültig, ob Voll- oder Teilprothese, und hegen Sie den stillen Verdacht, daß Ihre jetzigen Symptome verstärkt seit dem Einsetzen der neuen Prothese auftreten, so fragen Sie Ihren Zahnarzt nach dem verwendeten Kunststoff. Statt des einfachen schnellhärtenden Kunststoffs (siehe auch unter *Prothesen – Das richtige Material*) sollte ein besserer Kunststoff verwendet werden.
- Auch Pilzerkrankungen können als Ursache für Zungenbrennen in Frage kommen. Die Überprüfung kann mit einem Abstrich, der nach einer Einfärbung im Mikroskop untersucht wird, erfolgen. Als zweiter Test bietet sich die Elektroakupunktur an, speziell das VEGAtest-Verfahren, das besondere Testampullen für die Abklärung von Pilzbelastungen aufweist.

Die Homöopathie gibt eine ganze Reihe von Mitteln bei Zungenbrennen an. Wegen der schier unüberschaubaren Fülle nenne ich nur einige bewährte Hauptmittel, deren Wirkung ich in meiner Praxis mit der Elektroakupunktur bestätigen konnte:

- Natrium muriaticum
- Arsenicum album
- Capsicum
- Acidum formicicum

Nehmen Sie eines der Mittel in der Potenzierung D 12 täglich einmal über einen Zeitraum von etwa drei Wochen ein. Sie können auch alle vier Mittel abwechselnd nehmen, nur nicht zusammen an einem Tag. So läßt sich genauer feststellen, welches Homöopathikum Ihnen möglicherweise am besten hilft.

Hartnäckiges Zungenbrennen kann zudem ein wichtiges Symptom einer Allgemeinerkrankung sein, die vom Hausarzt oder Internisten abgeklärt werden muß. In Frage kommen:

- Vitamin-B-Mangel
- Allgemeine Tendenz zu trockenen Schleimhäuten, besonders im Alter öfter anzutreffen (Fachwort Sjögren-Syndrom)
- Diabetes mellitus (Zuckerkrankheit)
- Allergien

Zähneknirschen – Verarbeitung ungelöster Probleme?

Ursachen für Zähneknirschen

Wer eine geballte Ladung Wut im Bauch hat und seinen Zorn nicht abreagieren kann, beißt als ohnmächtige Ersatzhandlung die Zähne aufeinander. Nächtliches Zähneknirschen scheint eine Fortsetzung dieser zwar unbefriedigenden, vom Körper aber offenbar als befreiend empfundenen Aktion zu sein.

In letzter Konsequenz bedeutet es: Alles, was nicht in Form von notwendigen Handlungen oder mutigen Schritten im Außen – am Partner, an Verwandten, an Arbeitskollegen oder Vorgesetzten – durchgeführt werden kann, übt der Körper an sich selbst aus. Eine Form purer Autoaggression also.

Das Zähneknirschen ist *eine* der Spielvarianten des Organismus. Genauso können andere Körperorgane davon betroffen sein. An den Zähnen kann man es aber am besten fühlen, sehen oder hören. Wie äußert sich diese »ohnmächtige« Ersatztätigkeit an Ihren Zähnen?

- Die Kauflächen werden abgerieben, sie sind häufig blank gewetzt.
- Durch die übermäßige, unnatürliche Belastung kann es zum Abbau der Zahnhaltestrukturen und des Kieferkamms kommen.
- Die Zähne des Ober- und Unterkiefers sind durch die Kiefergelenke verbunden. Da die Zähne von der Natur nur für den kurzen Kaukontakt vorgesehen sind und nicht für den Dauerstreß des Knirschens, können, je nach sonstiger Belastung, auch die Kiefergelenke, speziell die dünne Knorpelscheibe, darunter leiden. Besonders anfällig dafür sind weibliche Patienten in der hormonellen Übergangsphase des Klimateriums und männliche Patienten, denen Ärger und Streß besonders stark auf den Magen schlagen.

Was kann man gegen Zähneknirschen tun?

In erster Linie sind wieder einmal Sie selbst gefordert. Versuchen Sie nach besten Kräften, alles, was Sie unnötig belastet, aus Ihrem Leben zu verbannen. Wenn möglich, müssen schwelende Konflikte, die man vertuscht oder verdrängt, einer befriedigenden Lösung zugeführt werden. Ich weiß, daß dies leichter gesagt als getan ist. Hinzu kommt noch die sogenannte Eigenblindheit, die verhindert, daß man seine Probleme ebenso »objektiv« sieht wie die anderer Leute. Daher ist in solchen Fällen die Aussprache oder Beratung mit einer dritten oder neutralen Person sehr hilfreich.

Die nächste Hilfe ist rein mechanischer Art, aber oft wirksam. Der Zahnarzt kann Ihnen eine sogenannte Aufbißschiene aus Kunststoff einsetzen, mit der das gewohnte Aufbißmuster der Zähne unterbrochen und ihnen eine vorübergehend neue Situation angeboten wird.

Ein Fall aus der Praxis

Ein Zahnarzt bat mich eines Tages um Hilfe bei einer seiner Mitarbeiterinnen, die seit Jahren unter starken Spannungskopfschmerzen litt. An einem Zahn mit Amalgamfüllung sah ich eine stark glänzende Stelle, ein Zeichen, daß die Patientin offenbar auf dieser Stelle knirschte. Ich habe damals diese Hochglanzregion wegpoliert, und die Patientin verspürte sofort ein Gefühl der Erleichterung. Vier Wochen später kam ein Anruf, daß die Kopfschmerzen restlos verschwunden waren. Aber: Nicht immer ist das so leicht.

In schwerwiegenden Fällen muß eine Funktionsanalyse durchgeführt werden. Dabei werden Abdrücke der Zähne genommen, Modelle hergestellt und in ein Gerät eingesetzt, das eine Art künstlichen Schädel darstellt. Damit kann man überprüfen, wie die Zahnreihen zusammenpassen und ob irgendwo Störungen vorhanden sind. Gegebenenfalls wird Ihr Zahnarzt Störfaktoren in Ihrem Gebiß durch Einschleifen eliminieren. Auch hier dienen Aufbißschienen der Therapie des Kiefergelenks und stellen eine Entlastung dar.

Vielfach reicht es aus, die Schienen während der Nacht zu tragen, da in dieser Zeit am meisten mit den Zähnen geknirscht wird. Zusätzlich hilfreich sind:
* Entspannungs- und Lockerungsübungen

- Autogenes Training
- Die Mineralstoffe Zink und Magnesium
- Ferner wäre noch an Vitamin B 1 als »Nervenvitamin« zu denken.

Natürlich hat auch die Homöopathie einige Pfeile im Köcher, mit denen man bei derartigen Spannungen unterstützend helfen kann:

- Spascupreel Tabletten (Firma Heel); dieses Mittel enthält u. a. die Homöopathika Magnesium phosphoricum, Colocynthis und Cuprum sulfuricum, die gegen Verspannungen und Verkrampfungen helfen.
- apo-Spast Tropfen; darin enthalten ist u. a. Cuprum aceticum.
- Arkanoplex 5 Tropfen (Firma Kairos Remedia); mit den homöopathischen Bestandteilen Zincum metallicum, Avena sativa (Hafer) und Humulus lupulus (Hopfen) wirkt dieses Heilmittel besonders gut für Unruhezustände in der Nacht.

Zum Schluß noch ein Tip, den mir wiederum ein erfahrener amerikanischer Zahnarzt verriet. Es sei wichtig, daß der Körper bestimmte Verhaltensmuster umprogrammiert. So lautete sein ganz banaler Rat: Keep your teeth apart! (Halte deine Zähne auseinander!)

Ruft man sich diese einfache Formulierung immer wieder ins Gedächtnis, dann übernimmt irgendwann einmal das Unterbewußtsein diese Aufforderung, so daß sie automatisiert wird und nicht ständig das Bewußtsein erfordert.

Zähneknirschen bei kleinen Kindern

Junge Mütter sind oft sehr besorgt, wenn sie ihr Kind in der Nacht stark knirschen hören. Sicherlich, auch die Kleinen müssen bereits einiges psychisch verarbeiten. Die eigentlichen Gründe sind jedoch meist gänzlich anderer Natur und geben keinen Anlaß zur Besorgnis.

Stellen Sie sich einmal vor, welches Wunder die Natur mit den Zähnen vollbringt, abgesehen davon, daß neues Leben immer wieder ein großartiges Wunder ist. In jedem der beiden Kiefer sind die Zähne als Keime angelegt. Irgendwann brechen sie durch das Zahnfleisch und suchen sich einen gegenüberliegenden Partner, mit dem sie harmonisch zusammenarbeiten sollen und müssen. Bei den Milchzähnen ist es nur eine zeitlich begrenzte »Ehe«. Die bleibenden Zähne müssen schon einige Zeit miteinander auskommen, idealerweise ein ganzes Leben.

Keinesfalls ist es immer so, daß beide Zahnpartner optimal zueinander passen. Einige Ecken und Kanten stören oft. Und nun hilft sich der Körper wiederum selbst, indem er durch das Knirschen die störenden Partien abreibt und damit den Zähnen aus dem Ober- und Unterkiefer das »Arbeitsleben« erleichtert. Seien Sie daher nicht beunruhigt, sondern sehen Sie das kindliche Zähneknirschen als natürlichen, vorübergehenden Prozeß an.

Zähne und Psyche

Die Zähne sind das härteste Gewebe im Körper. Die Natur hat gut vorge-
sorgt, denn mit diesen harten Gebilden muß alles, was selbst hart ist und
als Lebens- oder Nahrungsmittel in den Körper gelangen soll, zerkleinert
werden. Der Volksmund weiß aber, daß Zähne mehr sind als nur »Mahl-
steine«. Das schlägt sich in folgenden Sprüchen nieder:
- An einem Problem schwer zu kauen haben.
- Jemandem die Zähne zeigen.
- Er oder sie muß sich durchs Leben beißen.

Zähne haben demzufolge etwas mit Durchsetzungsvermögen und der
Fähigkeit zuzupacken zu tun. Gesunde Zähne sind gleichbedeutend mit Ju-
gend, Potenz und Vitalität. Wenn nun die Zähne das Symbol des Zu-
packenkönnens, krank und wackelig oder gar abhanden gekommen sind,
kann das als Ausdruck mangelnder Aggression verstanden werden. Mit Aggression ist hier aber nicht negative Zerstörungswut gemeint, sondern die
Fähigkeit, Unnötiges und Überflüssiges überlegt-schwungvoll aus seinem
Leben zu verbannen und den Mut zum Neubeginn zu haben.

Wackelige Zähne sind ein Zeichen von Zaghaftigkeit und Mutlosigkeit. Da
man im Außen die Dinge nicht mit Elan anpackt, gehen die Organe, die
symbolisch für dieses Thema stehen, verloren. Kaum vorstellbar, daß ein
Mensch mit lauter lockeren Zähnen in einer leitenden Position sitzt, in der
Entscheidungen von großer Tragweite getroffen werden müssen. Man sollte sich also bei jedem Zahn, den man verliert, fragen, wo man im Leben
wieder einmal den nötigen Mut hat vermissen lassen.

Wer sich ein wenig in der Symbolik auskennt, weiß, daß Zähne eine der
Ausdrucksformen oder Symbole des Kriegsgotts Mars (griechisch Ares)
sind. Diese martialische Verbindung kommt nicht von ungefähr. Das Zäh-
nefletschen, ob beim Hund oder bei unseren »Verwandten«, den Men-
schenaffen, wird ja auch stets als bedrohlich und furchteinflößend empfunden. Darüber hinaus habe ich im Lauf der Jahre noch etwas herausgefunden: Jeder Einzelzahn ist eine Art Untersymbol. Schäden oder Beschwerden an diesem Zahn lassen Rückschlüsse auf das Innenleben des Menschen
zu. Probleme an den vorderen Schneidezähnen können Schwierigkeiten in
der Partnerschaft anzeigen oder mangelnde Zuwendung signalisieren. Ich
nenne sie daher auch die Zähne der Aphrodite (bei den Römern Venus).

Beim ersten großen Backenzahn denkt man automatisch an elastische Festigkeit, Dauer und Stabilität. Es ist der Zahn des Saturn (bei den Griechen Kronos, von dem sich das lateinische Wort chronisch ableitet). Nicht umsonst hat dieser Zahn eine Beziehung zum wichtigsten und am meisten von Beschwerden betroffenen Teil der Wirbelsäule, der unteren Lendenwirbelsäule. Hier nämlich zeigen sich Probleme, wenn jemand etwas nicht mehr tragen oder aushalten kann, wenn der Druck, der durchaus auch psychischer Natur sein kann, über das Maß des Erträglichen steigt. So mancher Bandscheibenvorfall im unteren Lendenwirbelsäulenbereich (Fachjargon L 4/L 5) ist auf derartige Belastungen zurückzuführen. Im Volksmund spricht man von »Rückgrat zeigen«, wenn es darum geht, konsequent und mutig zu seinen Entscheidungen zu stehen und auch die Folgen zu ertragen.

Diese kurzen Andeutungen mögen Ihnen einige Anreize zum Weiterforschen oder Nachdenken geben.

Karies bei Kindern – ein Zeichen fehlender Liebe?

Ein sehr treffendes Sprichwort sagt: Wenn die Kinder klein sind, dann gib ihnen Wurzeln. Wenn die Kinder groß sind, dann gib ihnen Flügel. Viele Kinder kennen das Gefühl der Verwurzelung nicht. Beide Eltern sind berufstätig, die Kinder sind im Kindergarten oder stets anderen Aufsichtspersonen anvertraut. Sind die Eltern dann zu Hause, wollen sie in erster Linie ihre Ruhe haben.

Was machen Eltern (oder auch viele Großeltern) dann, um ihr schlechtes Gewissen zu beruhigen? Sie stellen den Kindern einen Fernseher ins Zimmer und kaufen ihnen Süßigkeiten. Kinder mit starker Karies sind immer die Opfer von Erwachsenen. Bei Jugendlichen, die bereits Karies an den Frontzähnen haben, muß man nachdenklich werden. Denn gerade an diesen Zähnen sollte sich so schnell keine Karies ausbilden. Das alte deutsche Wort Zahnfäule drückt das Dilemma drastischer aus: In diesen Familien ist etwas faul!

Natürlich hört niemand solche Zuweisungen gern. Am beruhigendsten ist es, wenn ein anderer mit Schuld bedacht werden kann. Doch sollte man niemals vergessen: Unsere Kinder brauchen statt Süßigkeiten Wärme und Liebe. Zucker und Schokolade ist nur ein Ersatz für Liebe. Und ein Ersatz ist eben nie das Original!

Chronisches Müdigkeits-Syndrom

Man hört es immer öfter, daß sich Menschen ausgelaugt und verbraucht fühlen und chronisch müde sind. Nun werden Sie fragen, was hat dieses Thema mit der Biologischen Zahnheilkunde zu tun? In vielen Fällen besteht ein Zusammenhang!

Folgende Ursachen kommen erst einmal ganz allgemein in Frage, wobei es nicht immer nur eine einzige Ursache ist, sondern das Symptom durch eine Vielzahl von Auslösefaktoren geprägt sein kann:

- Übermäßige Verausgabung im Berufsleben
- Doppel- und Dreifachbelastung, besonders bei Frauen, durch Familie, Haushalt und Beruf
- Emotionaler Streß durch Familienkonflikte aller Art
- Dauerbelastung durch Pflege kranker Angehöriger
- Zuwenig Schlaf
- Durch »Erdstrahlen« oder Elektrofelder belasteter Schlafplatz; eine Regeneration in der Nacht ist dadurch nur schlecht möglich. Überlegen Sie einmal, ob Sie woanders, z. B. im Urlaub, besser schlafen.
- Falsche und einseitige Ernährung
- Mangel an Mineralien, Vitaminen oder an sonstigen essentiellen Stoffen
- Mangelnde Sinnfindung in dem gewählten Beruf
- Belastungen des Organismus durch Viren, Bakterien oder Pilze

Zusätzlich müssen zahnmäßig bedingte Komponenten in Erwägung gezogen werden:

- Amalgambelastung, besonders wenn gleichzeitig noch Gold vorhanden ist. Sie können sich sicher vorstellen, daß ein Störsender in der Nähe der Schaltzentrale Hypophyse für den Menschen eine ständige Beeinträchtigung seines Wohlbefindens bedeuten kann. Das habe ich an einer Reihe von Patienten erfahren, die sich nach der Entfernung des Amalgams wieder frisch und unverbraucht fühlten.
- Zahn- und Kieferstörfelder. Wie bereits ausgeführt, kann die Ansammlung vieler solcher Störfelder für den Körper eine Art dauernden Energieverbrauch darstellen. Die Energie fehlt dann für die eigentlichen Aufgaben des Lebens und für die Vitalität. Wenn sich der Körper über Jahre hinweg mit derartigen Problemen abplagen muß, ist der Raubbau besonders groß.

Gegen das weitverbreitete Symptom der Chronischen Müdigkeit gibt es kein Patentrezept. Das Gesamtgeschehen ist immer komplexerer Natur und muß ähnlich angegangen werden wie die Suche nach dem richtigen Faden, der aus einer Vielzahl von Wollfäden an einem Knäuel herausschaut. Bis man den richtigen gefunden hat, kann es sein, daß man eine Reihe falscher Fäden herauszieht. Wenn Sie glauben, daß Ihre Zähne für die Chronische Müdigkeit verantwortlich sind, so müssen Sie Ihren Zahnarzt darauf ansprechen. Sollten Sie sich unverstanden fühlen oder versucht man, Ihre Beschwerden zu bagatellisieren oder gar abzuwiegeln, dann holen Sie ruhig die Meinung eines anderen Zahnarztes ein.

Die Wahl des Zahnarztes

Für viele Menschen ist der Zahnarzt eine sehr wichtige Person, zumindest was das Thema Heilwesen oder Gesundheit angeht. Bezeichnend dafür sind die Aussagen etlicher weiblicher Patienten. Fast unisono erklärten sie: Das größte Problem bei einem Umzug in einen entfernteren Ort sei es, einen neuen Zahnarzt und einen neuen Frauenarzt zu finden.

Der verständnisvolle Zahnarzt ist so etwas wie eine Vertrauensperson. Interessant sind in diesem Zusammenhang die Ergebnisse einer Infratest-Umfrage zum »guten Zahnarzt« (entnommen der *Deutschen Zahnarzt Woche, DZW*). Auf die Frage, was schätzen Sie an Ihrem Zahnarzt, antworteten die Patienten:

* Er nimmt sich Zeit und hört zu — 68%
* Er erklärt mir die Behandlung — 64%
* Er sorgt sich, daß die Behandlung ohne Schmerzen abläuft — 62%
* Er untersucht sehr genau — 59%
* Ich habe das Gefühl, er ist fachlich auf der Höhe der Zeit — 56%
* Die Helferinnen sind freundlich — 54%
* Die Wartezeit ist kurz — 52%
* Die Praxis ist toll eingerichtet — 34%
* Die kurze Wartezeit auf einen Termin — 26%

(Bei dieser Umfrage waren Mehrfachnennungen gestattet.)

Viele Zahnärzte sind angesichts dieser Daten sicher enttäuscht. Nicht die vermeintliche Super-Luxusausstattung gibt den Ausschlag für die Wahl eines Zahnarztes, sondern die persönliche Zuwendung. Die Fähigkeit zuzuhören erweist sich als das wichtigste Kriterium. Leider tut sich so mancher Zahnarzt damit schwer, weil er es nicht gelernt hat und auch oft nicht für nötig hält.

Die Aussage einer Patientin ist charakteristisch für viele: »Immer wenn ich endlich die ganzen Instrumente aus dem Mund hatte und etwas fragen wollte, war er (der Zahnarzt) schon wieder weg. Mich wundert nur, daß er nicht mit Rollschuhen in die Praxis kommt, um noch schneller zwischen den einzelnen Sprechzimmern herumzurasen.«

Da es in diesem Buch überwiegend um Biologische Zahnheilkunde geht, kommen von Ihrer Seite noch weitere Anforderungen oder Wünsche an den Zahnarzt hinzu. Ihre Frage lautet nämlich: Wo finde ich einen Zahnarzt, der sich mit ganzheitlichen und biologischen Methoden beschäftigt, dafür Verständnis hat und sie auch anwendet?

Die Antwort ist gar nicht so leicht. Ich empfehle Ihnen zwei Möglichkeiten:

1. Sie hören sich in Ihrem Bekanntenkreis um, ob jemand gute einschlägige Erfahrungen gemacht hat.

2. Sie lassen sich von einer der beiden Gesellschaften, zu denen sich ganzheitlich orientierte Zahnärzte zusammengeschlossen haben, die Mitglieder in der Nähe Ihres Wohnorts angeben. Die Adressen der Gesellschaften finden Sie im Anhang. Natürlich ist die Mitgliedschaft eines Zahnarztes in einer dieser Gesellschaften keine Garantie dafür, daß er mit vollem Herzen hinter der Sache steht.

Zum anderen gelten auch hier wie überall im Leben die Gesetze von Sympathie und Antipathie. Wenn es nicht gleich der erste Zahnarzt ist, der Ihnen zusagt, so probieren Sie ruhig einen anderen aus.

Anhang

Nützliche Adressen

Zahnarztverbände

- Internationale Gesellschaft für Ganzheitliche Zahn-Medizin e.V. (GZM), Geschäftsstelle: Seckenheimer Hauptstraße 111, 68239 Mannheim, Tel.: 0621-47 64 00; Fax: 0621-47 39 49
- Bundesverband der Naturheilkundlich tätigen Zahnärzte in Deutschland e.V. (BNZ), Van-Groote-Straße 30, 50968 Köln, Tel.: 0221-37 61 005; Fax: 0221-37 61 009

Sonstige Verbände, bei denen Sie Hilfe oder Beratung erhalten

- Gesellschaft für Gesundheitsberatung (GGB), Taunusblick 1A, 56112 Lahnstein, Tel.: 02621-91 70 10 oder 91 70 17; Fax: 02621-91 70 33
- Interessengemeinschaft der Zahnmetallgeschädigten e.V., Postfach 1222, 35621 Hüttenberg/Rechtenbach, Tel.: 06441-74 743; Fax: 06441-73 021
- Akademie für Naturheilkunde in der Zahnmedizin, Wolkenburgweg 6 (Verwaltung), 53227 Bonn, Tel.: 0228-46 11 67 oder 46 25 36; Fax: 0228-46 90 51
- Frau Annemarie Schäfer, Oberstraße 31, 64589 Stockstadt, Telefon: 0 61 58-8 63 05

Hilfe für Tinnitus-Geschädigte

- Deutsche Tinnitus-Liga e.V., Postfach 34 94 23 53 Wuppertal, Tel.: 02 02 -24 65 20; Fax: 02 02-46 70 932

Empfehlenswerte Bücher und Zeitschriften

Bruker, M. O., Unsere Nahrung – unser Schicksal, Emu Verlag, Lahnstein

Haller, A. von, Gefährdete Menschheit, Hippokrates Verlag, Stuttgart

Markus, Harold H./Finck, Hans, Ich fühle mich krank und weiß nicht warum. Candida albicans – die maskierte Krankheit, Ehrenwirth Verlag, München

Mieg, Rosemarie, Zähne als Krankheitsherde, Ehrenwirth Verlag, München

Paungger/Poppe, Vom richtigen Zeitpunkt – Die Anwendungen des Mondkalenders im richtigen Leben, Hugendubel Verlag, München

Stumpf, W., Homöopathie – Anleitung zur Selbstbehandlung, Verlag Gräfe und Unzer, München

Volkmer, D., Eigener Herd – Goldes Wert. Störfelder in der Medizin, Energetik Verlag, Bruchsal

Volkmer, D., Selbstmord mit Messer und Gabel. Eine Bestandsaufnahme unserer Ernährung, 3. Auflage, Energetik Verlag, Bruchsal

Volkmer, D., Die Kunst des Knirschens. Eine kleine Konfrontationskunde, Energetik Verlag, Bruchsal

Volkmer, D., Homöopathie – die sanfte Zahn-Heilkunde, Energetik Verlag, Bruchsal, z. Z. vergriffen, 2. Auflage Ende 1997 geplant

Zum Thema Schüßler-Salze:

Wesen und Anwendung der Biochemie; Therapie mit Mineralstoffen nach Dr. Schüßler, Deutsche Homöopathische Union, Karlsruhe

Homöopathisches Repetitorium (für Therapeuten), Deutsche Homöopathische Union, Karlsruhe

Falls Sie sich in das Thema Elektroakupunktur/VEGAtest näher einlesen wollen:

Volkmer, D., Wege zum VEGAtest, Energetik Verlag, Bruchsal. Auslieferung über CoMedia-Vertrieb, Am Holzweg 10, 65836 Sulzbach

Falls Sie sich für Symbolik interessieren:

Volkmer, D., Mars im Spiegel – Mythologisch-bißliche Betrachtungen, Energetik Verlag, Bruchsal

CoMed – Zeitschrift für Complementäre Medizin, CoMed Verlag,
65836 Sulzbach
Der Gesundheitsberater, Emu Verlag, 56112 Lahnstein
Der Naturarzt, 61462 Königstein

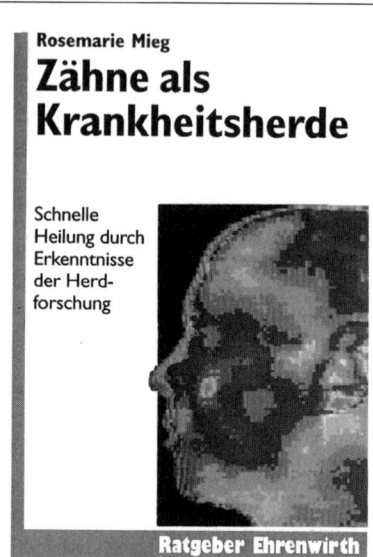

Rosemarie Mieg

Zähne als Krankheits-herde

Schnelle Heilung durch
Erkenntnisse der Herd-
forschung
168 Seiten, Pbck.
ISBN 3-431-03454-3

Nach jahrelanger Erfahrung und Vortragtätigkeit in vielen Ländern
stellt Rosemarie Mieg ihre Erkenntnisse aus der Herdforschung anhand zahlreicher Fallbeispiele für Laien verständlich vor. Die Ergebnisse sind verblüffend: Weisheitszähne und Herzinfarkt stehen häufig
in direkter Beziehung zueinander; das gleiche gilt für Erkrankungen der
Prostata und Entzündungsherde der seitlichen Schneidezähne. Re-
bellierende Weisheitszähne können noch andere Symptome hervorrufen: Migräne, Depressionen und – bedingt vor allem durch die oberen
Weisheitszähne – Kinderlosigkeit. Von Zähnen, die an die Nieren gehen, von Haut und Zähnen, Allergien aus dem Kiefer, wie Magen und
Darm von den Zähnen abhängen – diese und viele weitere Aspekte
zeigen, nach einer gründlichen Einführung in Entwicklung und An-
wendungsmöglichkeiten der Zahnherdforschung, in welcher Breite
sich Gesundheitsprobleme erkennen und oft überraschend schnell beseitigen lassen, wenn die Erkenntnisse der Herdforschung zur Anwendung kommen.

Ehrenwirth Verlag München

Ratgeber Ehrenwirth

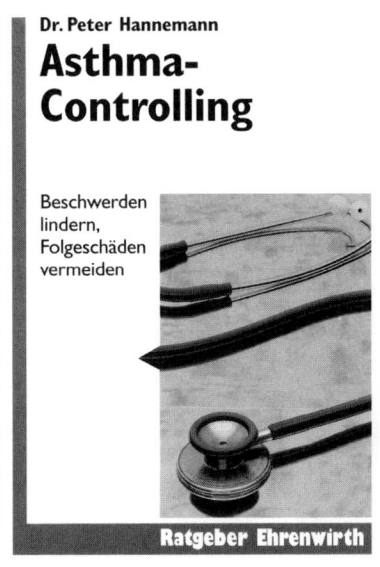

Dr. Peter Hannemann
Asthma-Controlling

Beschwerden
lindern,
Folgeschäden
vermeiden

Ratgeber Ehrenwirth

Peter Hannemann

Asthma-Controlling

Beschwerden lindern,
Folgeschäden vermeiden
136 Seiten mit zahlr. farb.
Abb., Pbck.
ISBN 3-431-03522-1

Eine effektive medikamentöse Behandlung des Asthmas ist erst seit Mitte dieses Jahrhunderts möglich. Mittlerweile stehen uns eine Reihe hochwirksamer Medikamente zur Verfügung, die jedoch nicht ohne weiteres untereinander austauschbar oder frei kombinierbar sind. Wir wissen heute, daß Asthma mit einer Entzündung der Atemwege einhergeht und die Behandlung nicht nur die momentanen Beschwerden der PatientInnen beseitigen, sondern auch eventuelle Folgeschäden an Lunge, Bronchien oder Herz-Kreislauf-System verhindern muß. Es ist noch kein Einzelwirkstoff bekannt, mit dem allein diese unterschiedlichen Ziele erreicht werden können. Da sich Medikamente in ihren Wirkungen untereinander ergänzen, müssen sie nach bestimmten Regeln kombiniert und den wechselnden Beschwerden angepaßt werden. In der Praxis heißt das: der Patient wird mit mehreren Medikamenten gleichzeitig behandelt, und das sogar dann, wenn er beschwerdefrei ist. Es ist nicht verwunderlich, daß die PatientInnen dafür wenig Verständnis aufbringen und ihre Medikamente nicht einnehmen, wenn sie das Konzept hinter der Therapie nicht kennen. Die Behandlung kann daher nur dann erfolgreich durchgeführt werden, wenn Patient und Arzt gemeinsam die Therapie steuern: ein solches gemeinsames „Asthma-Controlling", wie es in diesem Buch vorgestellt wird, ist die Therapie der Zukunft.

Ehrenwirth Verlag München

Ratgeber Ehrenwirth

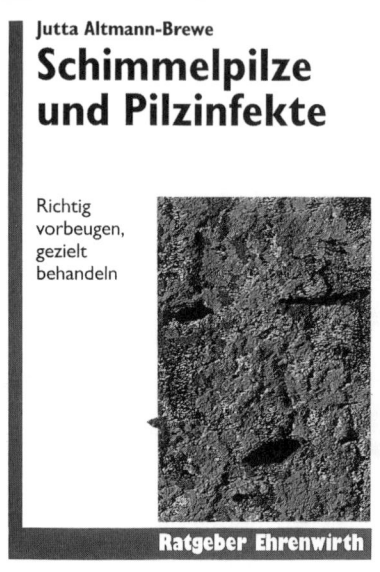

Jutta Altmann-Brewe

Schimmelpilze und Pilzinfekte

Richtig vorbeugen,
gezielt behandeln
104 Seiten, Pbck.
ISBN 3-431-03492-6

Pilze gehören zu den ersten Krankheitserregern, die in der medizinischen Literatur dokumentiert sind. Seit den sechziger Jahren werden diese Mikroorganismen verstärkt nachgewiesen und erforscht. In einer Forschungseinrichtung der Weltgesundheitsorganisation, in der die Autorin des vorliegenden Ratgebers mitarbeitet.

Ganzheitlich und naturheilkundlich orientierte Mediziner beziehen in ihren Diagnosen bereits seit längerem die Pilzproblematik ein; insgesamt aber setzt sich die Berücksichtigung der Zusammenhänge zwischen Pilzinfekten und einer Vielzahl von Erkrankungen nur langsam durch. Viele Erkrankungen dürften – unerkannt – mit einem Pilzbefall in Zusammenhang stehen.

Welche Symptome deuten auf eine Pilzinfektion hin? – Welche Diagnosemöglichkeiten, welche Therapieformen, von der High-Tech-Medizin bis zur Naturheilkunde, bieten sich an? Was können die Betroffenen selber tun? Wann sollte ein Therapeut oder ein Mykologisches Labor eingeschaltet werden? All diese Fragen beantwortet dieser Ratgeber, und er gibt darüber hinaus Tips für den Alltag, wie sich Pilzinfekte nach Möglichkeit vermeiden lassen.

Ehrenwirth Verlag München

Ratgeber Ehrenwirth

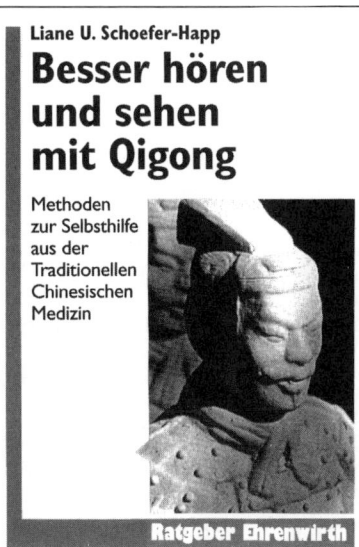

Liane U. Schoefer-Happ

Besser hören und sehen mit Qigong

Methoden zur Selbsthilfe aus der Traditionellen Chinesischen Medizin

Ratgeber Ehrenwirth

Liane U. Schoefer-Happ

Besser hören und sehen mit Qigong

Methoden zur Selbsthilfe aus der Traditionellen Chinesischen Medizin
96 Seiten, Pbck.
ISBN 3-431-03466-7

In unserer Kultur und Gesellschaft spielen das Hören und das Sehen eine übergeordnete Rolle. Unsere Augen und Ohren werden mit Sinneseindrücken überflutet und haben oft keine Möglichkeit, zur dringend notwendigen Ruhe und Entspannung zurückzufinden. Es ist deshalb kein Wunder, daß mit zunehmendem Alter gerade diese beiden Sinne besonders oft nachlassen und daß viele Menschen schon in jungen Jahren auf Brillen und sogar auf Hörgeräte angewiesen sind.

Was in der Traditionellen Chinesischen Medizin (TCM) als ganz selbstverständlich gilt, eben die Einheit von Körper, Geist und Seele, ist vielen Menschen nicht bekannt und nicht bewußt. Doch gerade ein gestörtes Gleichgewicht in diesen inneren Funktionskreisen ist sehr häufig Auslöser für Schwierigkeiten in der. Wahrnehmungsfähigkeit durch Augen und Ohren.

Mit Qigong ist es möglich, zu lernen, Störungen und deren Zusammenhänge zu erkennen und mit einfachen Übungen, die leicht in den Alltag zu integrieren sind, die Seh- und Hörkraft zu erhalten und sogar zu verbessern. Selbst lange bestehende lästige Ohrgeräusche werden gemindert oder verschwinden sogar völlig.

Ehrenwirth Verlag München

Ratgeber Ehrenwirth

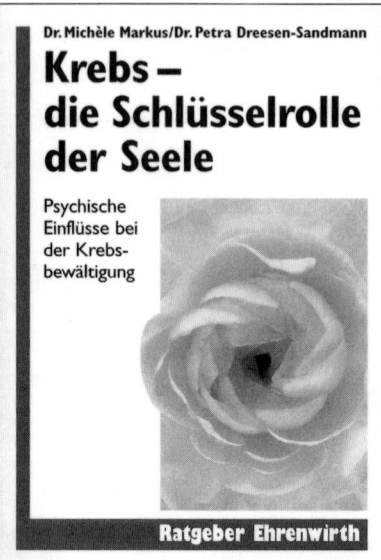

Dr. Michèle Markus/Dr. Petra Dreesen-Sandmann

Krebs – die Schlüsselrolle der Seele

Psychische Einflüsse bei der Krebsbewältigung

Ratgeber Ehrenwirth

Michèle Markus/
Petra Dreesen-Sandmann

Krebs – die Schlüsselrolle der Seele

Psychische Einflüsse bei
der Krebsbewältigung
128 Seiten., Pbck.
ISBN 3-431-03438-1

Die heutige Medizin begreift Krebs nicht mehr als ein unausweichliches Schicksal, sondern zunehmend als eine chronische Erkrankung, die sich über viele Jahre hinzieht. Es gilt, während dieser Jahre den Patienten eine möglichst hohe Lebensqualität zu ermöglichen. Eine wesentliche Rolle bei der Krankheitsbewältigung spielt die Psyche: Der aktive Mensch, der den Verlauf seiner Krankheit mitbestimmt, hat mehr Chancen, sie letztlich zu überwinden.

Viele Menschen, die ihren Krebs besiegt haben, behaupten sogar, es gehe ein Anstoß von der Krankheit aus, den Sinn des eigenen Lebens neu zu entdecken.

Unter Einbeziehung vieler Fallbeispiele geben die Autoren dieses Buches einen Überblick über die Arten von Krebs und Krebsentstehung sowie über die heutigen Therapiemöglichkeiten. Der Hauptteil aber behandelt die Zusammenhänge zwischen Krebs und Psyche: Welche psychischen Faktoren können krebsauslösend sein? Gibt es die „Krebspersönlichkeit"? Wie kann die Psyche das Immunsystem bei der Krebsabwehr unterstützen? Was leistet die „Psychoneuroimmunologie" als neuer Zweig der Medizin bei der Krebsbewältigung? Abschließend werden wichtige Informationen darüber gegeben, was die Patienten selbst tun können.

Ehrenwirth Verlag München

Ratgeber Ehrenwirth